国医大师李今庸医学全集

李今庸临床用方集粹

李今庸 著

学苑出版社

图书在版编目（CIP）数据

李今庸临床用方集粹/李今庸著. —北京：学苑出版社，2021. 12
（国医大师李今庸医学全集）
ISBN 978 - 7 - 5077 - 6332 - 4

Ⅰ. ①李…　Ⅱ. ①李…　Ⅲ. ①验方 - 汇编　Ⅳ. ①R289. 5
中国版本图书馆 CIP 数据核字（2021）第 258412 号

责任编辑：黄小龙　高赫
出版发行：学苑出版社
社　　　址：北京市丰台区南方庄 2 号院 1 号楼
邮政编码：100079
网　　　址：www. book001. com
电子邮箱：xueyuanpress@ 163. com
销售电话：010 - 67601101（销售部）67603091（总编室）
印　刷　厂：北京兰星球彩色印刷有限公司
开本尺寸：710mm × 1000mm　1/16
印　　　张：19. 75
字　　　数：294 千字
版　　　次：2021 年 12 月第 1 版
印　　　次：2021 年 12 月第 1 次印刷
定　　　价：118. 00 元

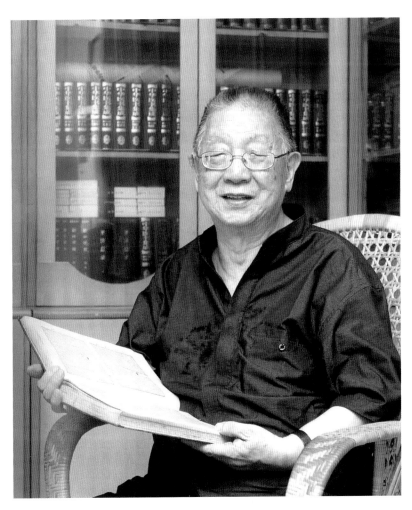

　　李今庸，男，1925年出生，湖北枣阳市人，当代著名中医学家，中医教育学家，湖北中医药大学终身教授，国医大师，国家中医药管理局评定的第一批全国老中医药专家学术经验继承工作指导老师。

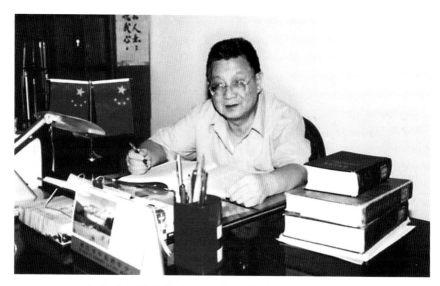

李今庸教授主持湖北省中医药学会工作20余年

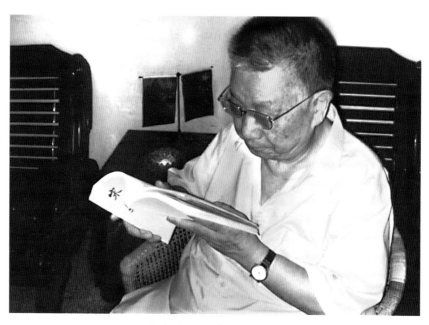

李今庸教授在研读史书

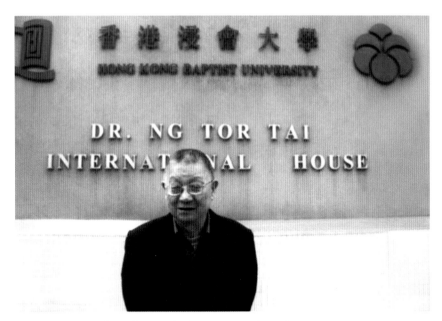

李今庸教授在香港浸会大学讲学期间留影

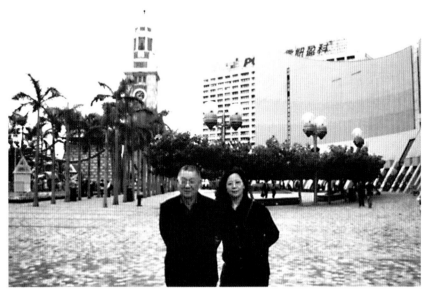

李今庸教授在香港讲学期间与女儿李琳合影

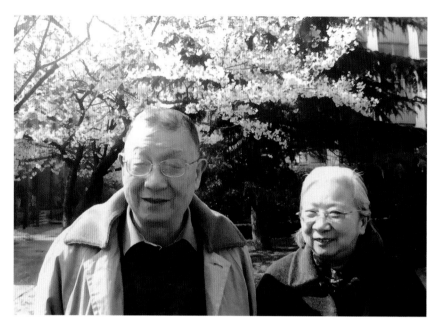

李今庸教授与夫人齐立秀合影

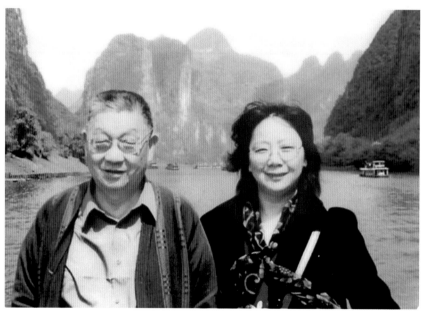

李今庸教授与女儿李琳合影

中国的长期封建社会中，创造了灿烂的古代文化。清理古代文化的发展过程，剔除其封建性的糟粕，吸收其民主性的精华，是发展民族新文化提高民族自信心的必要条件；但是决不能无批判地兼收并蓄。

摘自《新民主主义论》

李今庸教授书法（一）

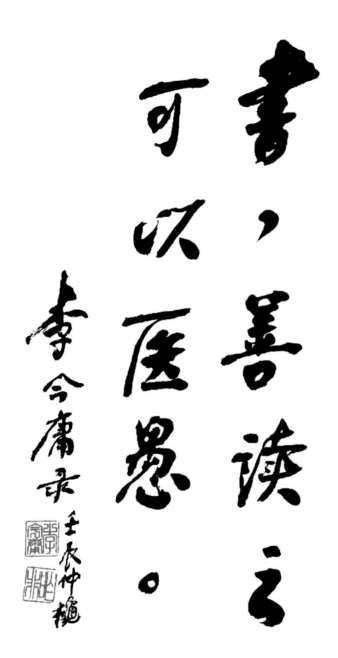

书，善读之可以医愚。

李今庸录 壬辰仲槐

李今庸教授书法（二）

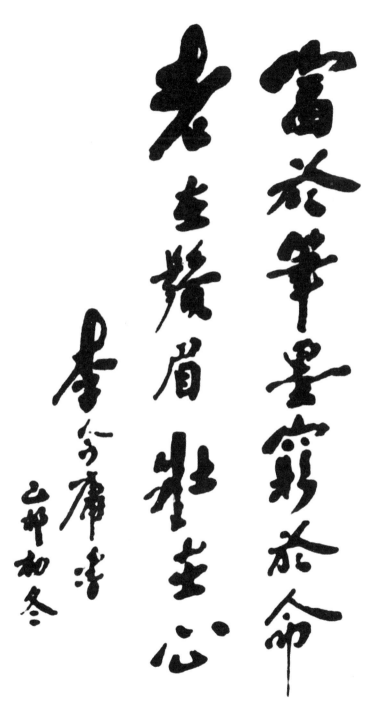

富贵非吾愿穷非命
老去霜眉壮志心
李今庸书 甲午初冬

李今庸教授书法（三）

鞠躬厥職，豈能盡如人意；竭誅斷任，但求無愧我心。

李今庸教授书法（四）

通古博今研岐黄　精勤不倦育桃李

（代总序）

　　李今庸先生，字昨非，1925 年出生于湖北省枣阳市唐家店镇一个世医之家。今庸之名取自《三字经》："中不偏，庸不易。"意为立定志向，矢志不移，永不改易。昨非，语出陶渊明《归去来兮辞》："实迷途其未远，觉今是而昨非。"含有不断修正自己错误认识的意思。书斋曰莲花书屋，义出周敦颐《爱莲说》："出淤泥而不染，濯清涟而不妖。"李今庸先生平生行止，诚如斯言。《孟子·滕文公章句上》说："舜何人也，予何人也，有为者亦若是。"他把这句话作为座右铭。

　　李今庸先生从医 80 载，执教 62 年，在漫长的医教研生涯中积累了宝贵的治学经验。其治学之道，建造了弟子成才的阶梯，是后学登堂入室的通途。听其教、守其道、恭其行者，多能登堂入室，攀登高峰。

博学强志　医教研优

　　李今庸先生 7 岁入私塾读书，开始攻读《论语》《孟子》《大学》《中庸》《礼记》等儒家经典，他博闻强志，日记千言，常过目成诵。1938 年随父学医，兼修文学，先后研读《黄帝内经》《针灸甲乙经》《难经》《伤寒论》《金匮要略》《脉经》《诸病源候论》《千金要方》《千金翼方》《外台秘要》《神农本草经》等，随后其父又命其继续攻读历代各家论著和各科著作，并指导他阅读《毛诗序》《周易》《尚书》等书。对于《黄帝内经》，他大约只用了一年的时间，即将其内容烂熟于心。现在只要提到《黄帝内经》的某一内容，他都能不假思索明确无误地给你指出，本段内容是在《素问》或《灵枢》的某一篇，所以被人们誉为"《内经》王""活字典"。

　　1961 年，时任湖北中医学院副院长的蒋立庵先生，将一本《江汉论坛》杂志给了李今庸先生。他认真阅读后，敏锐地意识到蒋老是希望他掌握校勘训诂学的知识，以便有效地研究整理古典医籍。从 20 世纪 60 年代初开始，他先后阅读了大量有关古代小学类书籍。通过认真阅读《说文解字》《说文解字注》《说文通训定声》《说文解字义证》《说文解字注笺》等，他对许学相当熟悉，又广泛阅读了雅学、韵书以及与小学有关的书籍。从此，他掌握了治学之道，并以此助推医教之道。

一般而言，做学问应具备三个条件：一为深厚的家学，二为名师指点，三为个人勤奋。这三点李今庸先生都具备了，所以先生才有了今天的成就。

李今庸先生在 1987 年到 1999 年间，先后被中国中医研究院（现中国中医科学院）研究生部、张仲景国医大学、长春中医学院（现长春中医药大学）等单位聘为客座教授和临床教授，为这些单位的中医药人才培养做出了贡献。1991 年 5 月被确认为第一批全国老中医药专家学术经验继承工作指导老师，同年获国务院政府特殊津贴；1999 年被中华中医药学会授予全国十大"国医楷模"称号；2002 年获"中医药学术最高成就奖"；2006 年获中华中医药学会"中医药传承特别贡献奖"；2011 年被国家中医药管理局确定为全国名老中医药专家传承工作室建设项目专家；2013 年 1 月被国家中医药管理局确定为首批中医药传承博士后合作导师，为国家培养中医药高层次人才。

校勘医典　著作等身

李今庸先生在治学上锲而不舍，勇攀高峰，正所谓"路漫漫其修远兮，吾将上下而求索"。他在 20 世纪 60 年代就步入了校勘医典这条漫长而又崎岖的治学之路。在这方面他着力最勤，费神最深，几乎是举毕生之力。他曾说道：首先要善于发现古书中的问题，然后对所发现的问题进行深入研究考证，并搜集大量的古代文献加以证实。当写成文章时，又必须考虑所选用文献的排列先后，使层次分明，说明透彻，让人易于读懂。如此每写一篇文章，头痛数日不已，然而他仍乐此不疲。虽是辛苦，然也获得了丰硕的成果。经一番整理后，不仅使这些古籍中的文字义理畅达，而且其医学理论也明白易晓，从而使千百年的疑窦涣然冰释，实有功于后学。

李今庸先生首创以治经学方法研究古典医籍。他将清朝乾嘉时期所兴起的治经学方法，引入到古医籍的研究整理之中。他依据训诂学、校勘学、音韵学、古文字学的基本原理，以及方言学、历史学、古文献学、考古学和历代避讳规律等相关知识，结合中医药学理论和临床实际经验，对古医书中的疑难问题进行了深入研究。对古医书中有问题的内容，则采用多者刈之、脱者补之、隐者彰之、错者正之、难者考之、疑者存之的方法，细心疏爬。他治学态度严谨，一言之取舍必有据，一说之弃留必合理。其研究所涉及的范围相当广泛，如《素问》《灵枢》《难经》《甲乙经》《太素》《伤寒论》《金匮要略》《神农本草经》《肘后方》《新修本草》《千金要方》《千金翼方》《马王堆汉墓帛书》以及周秦两汉典籍中有关医学的内容。每有得则笔之以文，其研究的千古疑难问题多达数百处。从20世纪50年代末至现在，他发表了诸如"析疑""揭疑""考释""考义"类文章200多篇。2008年，他在外地休养的时候，凭记忆又搜集了古医书中疑难之处88条；同时，还从《吕氏春秋》高诱训解的文字中，总结出声转可通的文字121例，其中部分内容现已整理成文，由此可见先生对古医籍疏爬之勤。

设帐杏坛 传道授业

李今庸先生执教已62个春秋，在中医教育学上，开创和建立了两门中医经典学科（《黄帝内经》《金匮要略》）。他先后长期系统性地给师资班、西学中班、本科生、研究生等各类不同层次学生讲授《金匮要略》《黄帝内经》《难经》及《中医学基础》等课程。自1978年开始，又在全国中医界率先开展《内经》专业研究生教育。同时，李今庸先生还担任北京中医两院（中国中医研究院、北京中医学院）研究生班《金匮要略》授课老师。1973年起，李今庸先生受邀赴原北京中医学院、原上海中医学院讲授《中医学基础》；1978年起，并先后赴辽宁、广西、上海等地的中医药院校讲授《黄帝内经》《金匮要略》等经典课程。

李今庸先生非常重视教材建设。1958年，他首先在原湖北中医学院筹建金匮（内科）教研组，并担任组长，其间独立编写了《金匮讲义》，作为本院本科专业使用。1963年独立编写了全国中医学院第二版试用教材《金匮要略讲义》，从而将《金匮》这一学科推向了全国；1973年，为适应社会上的需求，对该书稍作润色，作为全国中医学院第三版试用教材再版发行。1960年，独立编写了《医经选讲义》《内经讲义》，供湖北中医学院本科专业使用；1961年，独立编写了《难经选读》《黄帝内经素问讲义》，供湖北中医学院本科专业、西医学习中医班使用；1962年，独立编写了中医学院讲义《内经》（蓝本）；1963年，赴江西庐山参加了全国中医学院第二版试用教材《内经讲义》的审稿定稿。1974年协编全国中医学院教材《中医学基础》；1979年，主编《内经选读》，作为原湖北中医学院中医研究生班前期课程中的《内经》试用教材，并亦供中医本科专业使用，该教材受到全国《内经》教师的好评；1978年，参与编著高等中医药院校教学参考丛书《内经》；1982年主编高等中医药院校本科生、研究生两用教材《黄帝内经选读》，1987年为光明中医函授大学编写出版了《金匮要略讲解》。几十年来，李今庸先生为中医药院校教材建设，倾注了满腔心血。

李今庸先生注重师资队伍建设。先生在主持原湖北中医学院内经教研室工作时，非常重视对教师的培养。1981年，他在教研室提出了"知识非博不能返约，非深不能至精"的思想。他要求教师养成"读书习惯和写作习惯"。为配合教师读书方便，他在教研室创建了图书资料室，收藏各类图书800余册，并随时对教师的学习情况进行督促检查。1983年，他组织主持教研室教师编写刊印了《黄帝内经索引》；同时，他又组织主持教研室教师编写了《新编黄帝内经纲目》，作为本院及部分兄弟院校《内经》专业研究生学位使用教材。通过编辑书籍及教学参考资料，提高教师的专业水平。在对教师的使用上，尽量做到人尽其才，才尽其用。通过十几年坚持不懈努力，现已培养出一批较高素质的中医药教师队伍。

在半个多世纪的中医药教学生涯中，先生主张择人而教、因材施教，注重传授真知和问答教学。他要求学生学习中医时必须树立辩证唯物主义和历史唯物主义思维方式，将不同时代形成的医学著作和理论体系置于特定历史时代背景中研究，重视经典著作教学和学生临床实践。1962年，先生辅导高级西医离职学习中医班集体写作《从藏府学说看祖国医学的理论体系》一文，全文刊登于《光明日报》，并被《人民日报》摘要登载、《中医杂志》全文收载，在全国产生了很大影响。

扎根一线　累起沉疴

李今庸先生在80年的医疗实践中，形成了独特的医疗风格、完整的临床医学思想，积累了大量的临床经验。其一，形成了完整的临床医学指导思想，即坚持辩证历史唯物主义思想指导下的"辨证论治"；其二，独创个人的临床医疗经验病证证型治疗分类约 580 余种，著有《李今庸临床经验辑要》《中国百年百名中医临床家丛书·李今庸》《李今庸医案医论精华》等临床著作。

李今庸先生通晓中医内外妇儿及五官各科，尤长于治疗内科和妇科疾病。在 80 年的临床实践中，他在内伤杂病的补泻运用上形成了自己独特的风格，即泻重痰瘀，补主脾肾。脾肾两藏，一为后天之本，一为先天之本，是人体精气的主要来源。二藏荣则一身俱荣，二藏损则一身俱损。因此，在治虚损证时，补主脾肾。在临床运用中，具体又有所侧重，小儿重脾胃，老人重脾肾，妇女重肝肾。慢性久病，津血易滞，痰瘀易生，痰瘀互结互病，易成窠囊。他对于此类病证的治疗是泻重痰瘀，或治其痰，或泻其瘀，或痰瘀同治。他临床经验丰富，辨证准确，用药精良，常出奇兵以制胜，其经验可见于《国医大师李今庸医学全集》中。

李今庸先生非常强调临床实践对理论的依赖性，他常说："治病如同打仗一样，没有一定的医学理论做指导，就不可能进行正确的医疗活动。"如 1954 年长江流域发大水，遭受特大洪涝灾害之时，奔赴一线的李今庸"抗洪抢险防病治病"工作队，以中医理论为指导，运用中药枯矾等，成功控制住了即将暴发的急性传染性消化道疾病；再如一壮年男子，突发前阴上缩，疼痛难忍，呼叫不已，李今庸先生据《素问·厥论》"前阴者，宗筋之所聚"，《素问·痿论》"阳明者，五藏六府之海，主润宗筋"的理论，为之针刺足阳明经之归来穴，留针 10 分钟，病愈，后数十年未再发，此案正印证了其善于以经典理论对临床的指导运用。李老常言："方不在大，对证则效；药不在贵，中病即灵。"

从 1976 年起，李老应邀赴北京、上海、南京、南宁、福州、香港、韩国大田等多地讲学，传授临床经验，深入开展中外学术交流。

振兴中医　奔走疾呼

李今庸先生作为一代中医药思想家，从未停止过对中医药学理论、临床、教育的反复深入思考。1982 年、1984 年，他两次同全国十余名中医药专家联名上书党中央、国务院，建议成立国家中医药管理总局，加强党对中医药事业的领导，受到中央领导重视和采纳。1986 年国务

通古博今研歧黄　精勤不倦育桃李

院批示，1988 年，国家中医药管理局挂牌成立。其后，又积极支持组建中医药专业出版社。1989 年，中国中医药出版社成立。2003 年，向党中央和国务院领导写信陈述中医药学优越性和东方医学特色，建议制定保护和发展中医药的法规，同年，国务院颁布《中华人民共和国中医药条例》。

李老在担任湖北省政协常委及教科文卫体委员会副主任期间，深入基层考察调研，写了大量提案及信函建议。在湖北省第五届政协会议上，提出"请求省委、省政府批准和积极筹建'湖北省中医管理局'，以振兴我省中医药事业"等提案。2006 年，湖北省中医药管理局成立。

1980 年、1983 年等分别向省委、省政府致信建议召开李时珍学术会议，成立李时珍研究会，开展相关研究，为在全国范围内形成纪念李时珍学术活动氛围奠定了坚实根基。

1986 年李老当选为湖北省中医药学会理事长。此后，主持湖北省中医药学会工作长达二十余年，组织举行"鄂港澳台国际学术交流大会""国际传统医学大会"等各种大型中医药学术研讨会和国际学术交流会议。其间，连续数年主编有《湖北中医药信息》《中医药文化有关资料选编》等。

近年来，李老对中医药学术发展方向继续进行深入思考与研究。认为中西医学不能互相取代，只能在发展的基础上取长补短，必须努力促使西医中国化、中医现代化，先后撰写和发表了《论中医药学理论体系的构成和意义》《发扬中医药学特色和优势提高民族自信心和自豪感》《试论我国"天人合一"思想的产生及中医药文化的思想特征》《中医药学应以东方文化的面貌走向现代化》《关于中西医结合与中医药现代化的思考》《略论中医学史和发展前景》等文章。

今将李今庸先生历年写作刊印、出版和未出版的各种学术著作，集中起来编辑整理，勒成一部总集，定名为《国医大师李今庸医学全集》，予以出版，一则是彰显李老半个多世纪以来，在中医药学术上所取得的具有系统性和创造性的重要成就，二则是为中医药学的传承留下一份丰厚的学术遗产。

李今庸先生历年写作并刊印和出版的各种著作数十部，附列如下（以年代先后为序）：

《金匮讲义》，李今庸编著，原湖北中医学院中医专业本科生用教材。1959 年，内部油印。

《内科学讲义》，李今庸编著，原湖北中医学院中医专业本科生用教材。1959 年，内部刊印。

《中医学概论》，李今庸编著，原湖北中医学院中医专业本科生用教材。1959 年，内部刊印。

《医经选讲义》，李今庸编著，原湖北中医学院中医专业本科生用教材。1960 年，内部刊印。

《内经讲义》，李今庸编著，原湖北中医学院中医专业本科生用教材。1960 年，内部刊印。

《难经选读》，李今庸编著，原湖北中医学院中医专业本科生用教材。1961 年，内部刊印。

《黄帝内经素问讲义》，李今庸编著，原湖北中医学院中医专业本科生用、高级西医离职学习中医班用教材，1961 年，内部刊印。

《内经》（蓝本），李今庸编著，原中医学院讲义，中医专业本科生用教材，1962 年 4 月，内部刊印。

《金匮要略讲义》（蓝本），李今庸编著，原中医学院讲义，中医专业本科生用教材，1963 年 4 月，内部刊印。

《金匮要略讲义》，李今庸编著，全国中医学院中医专业本科生用第二版统一教材。1963 年 9 月，上海科学技术出版社出版。

《中医概论》，李今庸编著，原湖北中医学院中医专业本科生用教材，1965 年 9 月，内部刊印。

《中医学基础》，李今庸编著，原湖北中医学院中医专业用教材。1971 年，内部铅印。

《金匮要略释义》，李今庸编著，中医临床参考丛书，全国中医学院西医学习中医者、中医专业用第三版统一教材。1973 年 9 月，上海科学技术出版社出版。

《内经选编》，李今庸编著，原湖北中医学院中医专业用教材，1973 年，内部刊印。

《内经选编》，李今庸编著，原湖北中医学院中医专业本科生用教材，1977 年，内部刊印。

《内经选读》，李今庸主编，原湖北中医学院中医专业本科生用教材。1979 年 5 月，内部刊印。

《黄帝内经选读》，李今庸主编，原湖北中医学院中医专业本科生、研究生两用教材。1982 年，内部刊印。

《内经函授辅导资料》，李今庸主编，原湖北中医学院中医专业函授辅导教材。1983 年，内部刊印。

《读医心得》，李今庸著，研究中医古典著作中理论部分的学术专著。1982 年 4 月，上海科学技术出版社出版。

《中医学辩证法简论》，李今庸主编，全国中医院校教学教材参考用书。1983 年 1 月，山西人民出版社出版。

《黄帝内经索引》，李今庸主编，原湖北中医学院中医《内经》专业教学参考用书。1983 年 12 月，内部刊印。

《读古医书随笔》，李今庸著，运用考据学知识和方法研究古典医籍的学术专著。1984 年 6 月，人民卫生出版社出版。

《金匮要略讲解》，李今庸著，全国高等中医函授教材。1987 年 5 月，光明日报出版社出版，后由人民卫生出版社于 2008 年更名为《李今庸金匮要略讲稿》再版。

《新编黄帝内经纲目》，李今庸主编，中医内经专业研究生学位教材，以及西医学习中医者教学参考用书。1988 年 11 月，上海科学技术出版社出版。

《奇治外用方》，李今庸编著，运用现代思想和通俗语言，对中医药古今奇治外用方治给予整理的专著。1993 年 1 月，中国中医药出版社出版。

《湖北医学史稿》，李今庸主编，是整理和研究湖北地方医学史事的专门著作。1993 年 5 月，湖北科学技术出版社出版。

《李今庸临床经验辑要》，李今庸著，作者集数十年临床医疗实践之学术思想和临证经验的总结专著。1998 年 1 月，中国医药科技出版社出版。

《古代医事编注》，李今庸编著，选录了古代著名典籍笔记中关于中医药医事史料文献而编注的人文著作。1999 年，内部手稿。

《中华自然疗法图解》，李今庸主编，刮痧疗法、按摩疗法、针灸疗法和天然药食疗法等中医自然疗法治病图解的专著。2001 年 1 月，湖北科学技术出版社出版。

《中国百年百名中医临床家丛书·李今庸》，李今庸著，作者集多年临床学术经验之专著。2002 年 4 月，中国中医药出版社出版。

《中医药学发展方向研究》，李今庸著，研究中医药学发展方向的专著。2002 年 9 月，内部刊印。

《古医书研究》，李今庸著，继《读古医书随笔》之后，再以校勘学、训诂学、音韵学、古文字学、方言学、历史学以及古代避讳知识等，研究考证中医古典著作的学术专著。2003 年 4 月，中国中医药出版社出版。

《中医药治疗非典型传染性肺炎》，李今庸编著，选用报刊上有关中医药治疗

"非典"（严重急性呼吸综合征）的内容，集而成册。2003 年 8 月，内部刊印。

《汉字、教育、中医药文化资料选编》（1-6 编），李今庸编著，选用报刊上发表的有关文字文化、教育和中医药文化资料而汇编的专门集册。2003—2009 年，内部刊印。

《舌耕馀话》，李今庸著，作者在兼任政协等多项社会职务期间，从事中医药事业的医政医事专门著作。2004 年 10 月，中国中医药出版社出版。

《古籍录语》，李今庸编著，选录古代典籍中关于启迪思想，予人智慧，为人道德之锦句名言而编著的人文专著。2006 年 8 月，内部刊印。

《李今庸医案医论精华》，李今庸著，作者临床验案精选和中医学术问题研究的专著。2009 年 4 月，北京科学技术出版社出版。

《李今庸中医科学理论研究》，李今庸著，中医科学基础理论体系和基本学术思想研究的专著。2015 年 1 月，中国中医药出版社出版。

《李今庸黄帝内经考义》，李今庸著，作者历半个世纪对《黄帝内经》疑难问题研究的学术专著。2015 年 1 月，中国中医药出版社出版。

《李今庸临床用方集粹》，李今庸著，是收集荟萃作者数十年临床医疗经验用方的专著。2015 年 1 月，中国中医药出版社出版。

《李今庸读古医书札记》，李今庸著，辑作者历年来在全国各地刊物上发表的关于古典医籍和古典文献的考释、考义、揭疑、析疑类文章的学术著作。2015 年 4 月，科学出版社出版。

《李今庸特色疗法》，李今庸主编，整理和总结了具有中医学特色的穴敷疗法、艾灸疗法、拔罐疗法、耳穴贴压法等治疗病证的专著。2015 年 4 月，科学出版社出版。

《李今庸经典教与临床研究》，李今庸著，作者集中医经典教学和经典性临床研究的教研专著。2016 年 1 月，科学出版社出版。

《李今庸医惑辨识与经典讲析》，李今庸著，对有关经典医籍、医学疑问的解疑辨惑及经典著作课堂讲解分析的学术专著。2016 年 1 月，科学出版社出版。

《李今庸临床医论医话》，李今庸著，作者关于中医临床的医学论述和医语医话的学术专著。2017 年 3 月，中国中医药出版社出版。

《李今庸中医思考·读医心得》，李今庸著，作者独立思考中医药学实质和中医药学术发展方向性研究的学术专著。2018 年 3 月，学苑出版社出版。

《续古医书研究》，李今庸著，为《古医书研究》续笔，再以开创性的中医治经学方法继续研究中医古典著作之学术力作。

另有待出版著作（略）。

李琳　湖北中医药大学
2018 年 5 月 1 日

通古博今研岐黄　精勤不倦育桃李

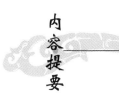

内容提要

　　《李今庸临床用方集粹》荟萃了国医大师李今庸教授临床医疗数十年的经验用方，包括经方运用、时方运用、经方化裁运用、时方化裁运用，有单方运用、验方运用，也有自拟方运用。涉及伤寒、中风、偏枯、历节痛、浮肿、痰饮、疟疾、黄疸、胸痹、心痛、癫狂痫、眩晕、头痛、血证、紫斑、肺痈、肠痈；崩漏、经闭、月经不调、经期杂病、妊娠病证、产后综合征；小儿急慢惊风、小儿麻疹、小儿痄腮；口舌糜烂（生疮）、耳鸣耳聋、聤耳流脓、鼻渊、鼻痔；瘾疹、带状疱疹、瘰疬、疔疮、对口疮（脑疽）等在内的内、外、妇、儿、五官、皮肤等科 140 余种病证的治疗。其中，有一方用于多种病证治疗，也有一种病证治疗采用多方合治；有一病单治用方，也有多病合治用方，可谓病证治疗广泛，用方经验多样。是书为李今庸教授临床医疗经验用方之总结，用于实践，具有效验，实用性强，可供广大中医临床工作者参考使用。

　　说明： 本书所收方剂仅供参考，不宜原方照用，具体问题请咨询专业医生。

目 录

一、感冒用方 ／1

香苏散加味治风寒感冒 ／1

九味羌活汤治风寒湿感冒 ／1

桑菊饮治风热感冒轻症 ／1

银翘散治风热感冒重症 ／2

参苏饮治气虚感冒 ／2

香苏散加味治血虚感冒 ／2

升麻葛根汤治邪伤阳明 ／3

小柴胡汤治邪伤少阳 ／3

二、伤寒用方 ／4

麻黄汤加味治伤寒寒束太阳经证 ／4

桂枝汤加味治伤寒风袭太阳经证 ／4

大青龙汤治寒邪外束阳郁太阳经证 ／4

小青龙汤治伤寒寒束内饮太阳经证 ／5

五苓散改汤治伤寒水蓄膀胱太阳腑证 ／5

桃核承气汤治伤寒太阳蓄血轻症 ／5

抵当汤治伤寒太阳蓄血重证 ／6

白虎汤治伤寒阳明经证 ／6

调胃承气汤治伤寒阳明腑实未甚 ／6

小承气汤治伤寒阳明腑实证 ／6

大承气汤治伤寒阳明腑实重证 ／7

小柴胡汤治伤寒少阳经病 ／7

柴胡桂枝汤治伤寒少阳太阳同病 ／7

大柴胡汤治伤寒少阳阳明同病 ／8

小柴胡汤合小陷胸汤治伤寒表邪内陷少阳证 ／8

理中汤治伤寒太阴寒滞病证 ／8

四逆汤治伤寒阴寒内甚少阴寒化证 ／9

通脉四逆汤治伤寒阴盛格阳少阴寒化 ／9

附子汤治伤寒少阴阴寒气盛 ／9

真武汤治伤寒阴盛水蓄少阳 ／9

黄连阿胶汤治伤寒少阴热化 ／10

猪苓汤治伤寒少阴水热互结 ／10

乌梅丸改汤治伤寒厥热胜复厥阴 ／10

当归四逆汤治伤寒血虚肢厥厥阴 ／11

白虎汤治伤寒热深厥深厥阴 ／11

三、伤湿用方 ／12

麻黄加术汤治寒湿伤表 ／12

麻黄杏仁薏苡甘草汤治风湿袭表 ／12

防己黄芪汤治气虚伤湿 ／12

桂枝附子汤治阳虚伤湿 ／13

四、伤暑用方 ／14

六一散治伤暑轻证 ／14

白虎加人参汤治伤暑重证 ／14

香薷饮治暑热夹湿轻证 ／14

一物瓜蒂汤治水行皮中暑中夹湿 ／15

五、中风用方 ／16

小续命汤治外风卒中 ／16

稀涎散治风痰阻窍中风 ／16

涤痰汤加味治气虚痰阻中风 ／16

桃红四物汤加减治血瘀卒中 ／17

四逆加人参汤加味治卒中阳脱 ／17

资寿解语汤治肝风内动中风 ／17

六、风痱用方 / 19

　《古今录验》续命汤加减治风痱 / 19

　竹沥汤加味治风热伤心风痱 / 19

　地黄饮子治喑痱病证 / 19

七、口眼㖞斜用方 / 21

　加味牵正散治口眼㖞斜 / 21

八、偏枯用方 / 22

　血府逐瘀汤治中风偏枯 / 22

　温胆汤加味治风痰偏枯 / 22

　六君子汤加味治气虚夹痰偏枯 / 22

　白术附子汤变方加味治风湿偏枯 / 23

九、肢体麻木用方 / 24

　理中汤治气虚肢体麻木 / 24

　四物汤加味治血虚麻木 / 24

　血府逐瘀汤治血瘀气滞麻木 / 24

　导痰汤加味治风痰阻络麻木 / 25

　吴茱萸加黄连汤治蛔虫麻木 / 25

　自拟方治乌头中毒发麻 / 25

十、痿证用方 / 26

　虎潜丸治肝肾亏虚痿弱 / 26

　五痿汤治脾虚湿困痿证 / 26

　自拟方治风湿壅遏痿证 / 26

十一、痹证用方 / 28

　桂枝附子汤加味治行痹 / 28

　白术附子汤加减治着痹 / 28

　乌头汤加味治痛痹 / 28

　独活寄生汤治痹证日久 / 29

　秦艽酒治痹证日久不愈 / 29

　三妙散加味治热痹 / 29

十二、历节痛用方 / 31

乌头汤加味治寒湿凝滞历节痛 / 31

三妙散加味治湿热郁结历节痛 / 31

十三、鹤膝风用方 / 32

内服五积散外用白芥子捣泥敷治鹤膝风 / 32

十四、疟疾用方 / 33

柴胡桂枝汤治寒疟病证 / 33

柴胡桂枝干姜汤治邪留三阳寒疟 / 33

白虎加桂枝汤治温疟 / 33

小柴胡汤加味治妊娠疟病 / 34

乌梅丸改汤治久疟 / 34

蜀漆散治牡疟 / 34

《千金要方》蜀漆丸治劳疟 / 35

鳖甲煎丸治疟母 / 35

十五、痢疾用方 / 36

芍药汤治痢疾初起 / 36

白头翁汤加味治热痢病证 / 36

大桃花汤治冷痢 / 36

白头翁汤合甘草阿胶汤治虚极下痢 / 37

桃花汤治阳虚久痢 / 37

真人养脏汤治脾陷下痢 / 37

乌梅丸改汤加味治久痢 / 38

食廪散治噤口痢 / 38

十六、腹泻用方 / 39

葛根芩连汤治湿热下注腹泻 / 39

五苓散治气化不利腹泻 / 39

猪苓汤治水热互结腹泻 / 39

痛泻要方治肝气乘脾腹泻 / 40

胃苓汤治水停气滞腹泻 / 40

理中汤治脾胃虚寒腹泻 / 40

四神丸改汤加味治肾阳衰弱腹泻 / 41

温脾汤治沉寒痼冷腹泻 / 41

三物备急丸治寒实积滞腹泻 / 41

十七、呕恶用方 / 42

瓜蒂散治宿食停积上脘呕恶 / 42

平胃散加味治宿食停积中脘呕恶 / 42

大半夏汤治脾胃虚弱呕恶 / 42

吴茱萸汤治脾胃虚寒呕吐 / 43

理中汤治中焦虚寒升降失常呕吐 / 43

大黄甘草汤治胃热呕吐 / 43

小柴胡汤治肝木犯胃呕吐 / 44

左金丸加味治肝郁横逆呕吐 / 44

四逆汤治阴盛阳微呕吐 / 44

半夏泻心汤治寒热错杂呕吐 / 44

自拟方治肠燥津枯呕吐 / 45

小半夏加茯苓汤治痰饮呕吐 / 45

苓桂术甘汤治痰饮呕吐 / 45

二陈汤治痰湿阻滞呕吐 / 46

五苓散改汤治气化不行水停呕吐 / 46

温胆汤加味治胆热痰浊上扰呕吐 / 46

十八、噎膈用方 / 47

大半夏汤治胃寒气逆噎膈 / 47

麦门冬汤治肺胃阴虚噎膈 / 47

《千金要方》五膈丸治脾胃肾阳虚噎膈 / 47

《千金要方》羚羊角汤治胃寒气滞噎膈 / 48

十九、呃逆用方 / 49

丁香柿蒂散治胃寒实证呃逆 / 49

三一承气汤治胃腑积热呃逆 / 49

五苓散改汤治膀胱热结呃逆 / 49

旋覆代赭汤治虚证呃逆 / 50

橘皮竹茹汤加味治胃虚有热呃逆 / 50

二十、浮肿用方 / 51

越婢加术汤治风水浮肿 / 51

香苏散加味治风寒水停肌肤浮肿 / 51

大青龙汤治风寒水停郁热浮肿 / 51

麻黄附子汤治风寒水停浮肿 / 52

五苓散治膀胱气化不利浮肿 / 52

真武汤治阳郁关门不利浮肿 / 52

自拟方治水热气化不行浮肿 / 53

十枣汤治水邪壅盛浮肿 / 53

葶苈大枣泻肺汤治肺壅浮肿 / 53

桂枝去芍药加麻黄附子细辛汤治阳虚阴盛浮肿 / 54

六君子汤治脾虚气滞浮肿 / 54

六味地黄汤治肾虚浮肿 / 54

导痰汤治痰浊阻滞浮肿 / 55

二十一、风肿用方 / 56

荆防败毒散治风肿 / 56

二十二、鼓胀用方 / 57

内服十枣汤外敷控涎丹治水鼓初起 / 57

胃苓汤合鸡屎醴治气鼓 / 57

自拟方治血鼓 / 58

自拟方治虫鼓 / 58

二十三、黄疸用方 / 59

茵陈五苓散治湿热黄疸 / 59

茵陈蒿汤治脾胃湿热黄疸 / 59

茵陈理中汤治寒湿黄疸 / 60

茵陈蒿汤合栀子柏皮汤加味治中毒性黄疸 / 60

硝石矾石散加味治女劳疸 / 60

栀子大黄汤治酒黄疸 / 61

二十四、痰饮用方 / 62

苓桂术甘汤治痰饮 / 62

小半夏加茯苓汤治水饮停于胸膈　／62

肾气丸治肾虚痰饮　／62

己椒苈黄丸治饮停痰饮　／63

小青龙汤治支饮　／63

葶苈大枣泻肺汤治饮邪气塞胸肺　／63

十枣汤治悬饮病证　／64

大青龙汤治溢饮病证　／64

小青龙汤治溢饮外感　／64

二十五、咳嗽用方　／65

款菀二陈汤治痰湿咳嗽　／65

款菀二陈汤加干姜细辛五味子治寒痰咳嗽　／65

款菀二陈汤加厚朴杏仁治咳嗽而喘　／65

款菀二陈汤加天冬黄芩治燥咳　／66

款菀二陈汤加党参白术治气虚夹痰咳嗽　／66

越婢加半夏汤治肺热咳嗽　／66

款菀枇杷汤治肺燥咳嗽　／67

麻杏二陈汤治凉燥咳嗽　／67

抵当汤加味治瘀血咳嗽　／67

血府逐瘀汤治瘀血咳嗽　／68

二十六、喘证用方　／69

麻杏石甘汤治肺气失降喘息　／69

苏子降气汤加减治痰浊喘息　／69

三子养亲加皂角汤治体虚痰浊喘息　／69

清燥救肺汤治肺燥喘息　／70

肾气丸治肾不纳气喘息　／70

真武汤加减治阳虚水泛喘息　／70

都气丸治胃虚阴不敛阳喘息　／71

茯苓四逆汤加味治心阳不振喘息　／71

失笑散加味治瘀血内阻喘息　／71

黑锡丹治阴虚阳脱喘息　／72

二十七、哮证用方 ／73

越婢加半夏汤治气郁化热哮喘 ／73

射干麻黄汤治外寒内饮哮喘 ／73

小青龙汤治表寒有饮哮喘 ／73

葶苈大枣泻肺汤治痰浊阻遏哮喘 ／74

皂角丸治积痰阻肺哮喘 ／74

二十八、胸痹用方 ／75

瓜蒌薤白白酒汤加味治痰阻胸痹 ／75

瓜蒌薤白白酒汤合茯苓杏仁甘草汤治三焦气机阻塞胸痹 ／75

下瘀血汤加味治血瘀胸痹 ／75

理中汤加味治阳虚胸痹 ／76

二十九、心痛用方 ／77

失笑散加味治瘀血阻滞心痛 ／77

乌头赤石脂丸治阴寒痼结心痛 ／77

三十、心悸用方 ／78

五味异功散合茯神丸为汤治心气虚弱心悸 ／78

人参养荣汤治心营虚弱心悸 ／78

天王补心丹治心血不足心悸 ／78

归脾汤治心脾两虚心悸 ／79

桃红四物汤合失笑散加味治血瘀心悸 ／79

桃红四物汤加味治血瘀络脉心悸 ／80

苓桂术甘汤加味治痰饮内停心悸 ／80

真武汤治肾气不化饮停心悸 ／80

半夏麻黄丸治阳郁水停心悸 ／80

五苓散治膀胱气化不行饮停心悸 ／81

温胆汤治胆腑痰热上扰心悸 ／81

小青龙汤治外寒内饮心悸 ／81

三才汤加味治妇科术后心悸 ／82

三十一、失眠用方 ／83

天王补心丹治虚证失眠 ／83

　　酸枣仁汤治肝血不足失眠　／83

　　黄连阿胶汤合交泰丸治心肾不交失眠　／83

　　归脾汤治心脾两虚失眠　／84

　　朱砂安神丸治实证失眠　／84

　　朱砂安神丸合栀子豉汤治热病后期失眠　／84

　　平胃散加味治食滞失眠　／85

　　桃红四物汤加减治瘀血失眠　／85

　　二陈汤加牡蛎治痰饮失眠　／85

三十二、善欠用方　／86

　　小柴胡汤治热病后阳气郁陷善欠　／86

　　甘麦大枣汤加味治脏躁善欠　／86

　　温胆汤治痰郁气滞善欠　／86

三十三、消渴用方　／88

　　白虎加人参汤治上消消渴　／88

　　三一承气汤治中消消渴　／88

　　六味地黄汤加味治下消消渴　／88

　　肾气丸治肾气虚弱消渴　／89

　　文蛤散治津伤肾虚消渴　／89

　　《千金》渴利方治脾燥肾虚消渴　／89

　　自拟方治血热消渴　／90

　　当归龙荟丸治肝郁化火消渴　／90

　　自拟散方治蛔虫消渴　／90

三十四、热淋用方　／91

　　五淋散加味治湿热淋证　／91

　　五淋散合猪苓汤治湿热伤阴淋证　／91

三十五、血淋用方　／92

　　导赤散加减治湿热血淋　／92

　　六味地黄汤加味治阴虚火动血淋　／92

三十六、石淋用方　／93

　　五苓散加味治气化不利石淋　／93

猪苓汤加味治郁热伤阴石淋 ／93

肾气九加味治肾气亏虚石淋 ／94

三十七、癃闭用方 ／95

猪苓汤治热邪伤阴癃闭 ／95

左归饮加味治肾阴亏虚癃闭 ／95

通关丸改汤治相火偏亢癃闭 ／95

瓜蒌瞿麦丸改汤治肾不化气癃闭 ／96

三十八、浊证用方 ／97

草薢分清饮治湿盛尿浊 ／97

知柏地黄汤加味治肾亏精浊 ／97

金匮肾气丸加味治肾气虚衰精浊 ／97

三十九、遗精用方 ／99

知柏地黄丸合封髓丹治肾阴不足遗精 ／99

肾气丸加味治肾气虚弱遗精 ／99

小建中汤加味治风邪内扰遗精 ／99

桂枝加龙骨牡蛎汤治肝风扰动遗精 ／100

天雄散改汤加味治精关不固滑精 ／100

龙胆泻肝汤治肝经湿热遗精 ／100

四十、男性不育用方 ／101

斑龙二至丸治肾精不足不育 ／101

当归生姜羊肉汤加附片治肾精清冷不育 ／101

四十一、疝气用方 ／102

二陈汤加味治狐疝 ／102

逍遥散加味治气疝 ／102

橘核丸加减治疝 ／103

天台乌药散治小肠疝气 ／103

四十二、睾丸胀痛用方 ／104

二陈汤加味治睾丸胀痛 ／104

四十三、大便秘结用方 ／105

大承气汤治燥热便秘 ／105

大柴胡汤治湿热壅遏便秘 / 105

半硫丸治寒积便秘 / 105

大黄附子汤治寒实内结便秘 / 106

三物备急丸治寒实气阻便秘 / 106

麻子仁丸治脾约便秘 / 106

玉烛散治血虚燥结便秘 / 106

蜜煎导法治津枯肠燥便秘 / 107

清燥救肺汤治肺津不布便秘 / 107

自拟方治妊娠便秘 / 107

当归贝母苦参丸治燥热津伤便秘 / 108

自拟方治肠道津枯便秘 / 108

四十四、脱肛用方 / 109

枳壳汤治肺气壅滞脱肛 / 109

补中益气汤治中虚下陷脱肛 / 109

真人养脏汤治脾肾虚寒脱肛 / 109

金匮肾气丸加味治肾气亏虚脱肛 / 110

当归建中汤治中虚肠燥脱肛 / 110

猪直肠连肛炖治小儿脱肛 / 110

四十五、狂证用方 / 111

柴胡加龙骨牡蛎汤治胆热发狂 / 111

温胆汤加味治痰浊内扰发狂 / 111

导痰汤加味治痰火扰心发狂 / 111

生铁落饮治肝郁化火发狂 / 112

风引汤治肝郁化火生风发狂 / 112

大承气汤治阳明腑实发狂 / 112

四十六、癫证用方 / 113

导痰汤加味治痰蒙心窍癫证 / 113

控涎丹治痰涎癫证 / 113

四十七、痫证用方 / 114

温胆汤加味治风痰阻窍痫证 / 114

　　风引汤治热甚生风痛证　/ 114

四十八、眩晕用方　/ 115

　　左归饮加减治肾虚眩晕　/ 115

　　六味地黄汤加味治肾阴亏虚眩晕　/ 115

　　肾气丸加味治肾精亏虚眩晕　/ 115

　　柔润息风法方治血虚眩晕　/ 116

　　六君子汤治气虚眩晕　/ 116

　　茯苓桂枝白术甘草汤治痰饮眩晕　/ 116

　　二陈汤加味治痰湿内阻眩晕　/ 117

　　五苓散治水饮内停眩晕　/ 117

　　真武汤治水停气阻眩晕　/ 117

四十九、头痛用方　/ 118

　　柴胡疏肝散加味治肝经郁滞巅顶头痛　/ 118

　　九味羌活汤治风寒湿袭项后头痛　/ 118

　　升麻葛根汤加味治阳明经受损前额头痛　/ 118

　　小柴胡汤治胆经不和两侧头痛　/ 119

　　九气丸改汤加味治气滞不行头部胀痛　/ 119

　　导痰汤加味治痰浊壅盛头脑闷痛　/ 119

　　左归饮加味治肾精不足头脑空痛　/ 120

　　四物汤加味治阴血亏虚头部掣痛　/ 120

　　乌头赤石脂丸治血凝气泣头部剧痛　/ 120

五十、项强用方　/ 121

　　九味羌活汤治风湿阻经头项强硬　/ 121

五十一、肩臂痛用方　/ 122

　　二陈汤加味治痰浊阻滞肩臂疼痛　/ 122

　　通气防风汤加姜黄治风湿壅滞肩臂疼痛　/ 122

五十二、胁痛用方　/ 123

　　逍遥散治肝失条达胁痛　/ 123

　　金铃子散治肝气郁结胁部疼痛　/ 123

　　柴胡疏肝散治肝郁气阻胁痛　/ 123

桃红四物汤合失笑散治血瘀胁痛 ／124

当归生姜羊肉汤治血虚寒凝胁痛 ／124

大黄附子汤治阴寒内积胁痛 ／124

十枣汤治饮停胁下胁痛 ／125

二陈汤加味治痰浊阻肺胁痛 ／125

自拟方治肺阴不足胁痛 ／125

《千金要方》治脾热方加减治脾热胁痛 ／126

《千金要方》吴茱萸汤治胃寒胁痛 ／126

五十三、胃痛用方 ／127

黄芪建中汤治中焦气虚胃痛 ／127

六君子汤治中焦虚弱胃痛 ／127

济生竹茹汤治脾虚胃热胃痛 ／128

理中汤治脾胃虚寒胃痛 ／128

自拟方治脾胃虚热胃痛 ／128

芍药甘草汤治肝木乘脾胃痛 ／129

香砂平胃散加味治脾胃气滞胃痛 ／129

五十四、腹胀腹痛用方 ／130

理中汤治中焦不足腹胀腹痛 ／130

香砂六君子汤加味治脾虚气滞腹胀腹痛 ／130

清燥救肺汤治肺燥津枯腹胀腹痛 ／130

厚朴七物汤治实滞肠胃腹胀腹痛 ／131

大承气汤治腑气不通腹胀腹痛 ／131

三物备急丸治寒实暴结心腹胀痛 ／131

走马汤治阴寒内结腹胀腹痛 ／132

平胃散治湿困脾阳脘腹胀满疼痛 ／132

胃苓汤治水湿内停腹胀腹痛 ／132

厚朴生姜半夏甘草人参汤治虚实夹杂腹胀腹满 ／132

半夏泻心汤治寒热夹杂心下痞满 ／133

保和丸治饮食停积腹胀腹痛 ／133

五十五、寒疝用方 ／134

大乌头煎治沉寒痼冷寒疝 / 134

乌头桂枝汤治阴寒内结寒疝 / 134

大建中汤治阳虚阴盛脐腹疼痛 / 135

当归生姜羊肉汤治血虚气寒寒疝 / 135

五十六、肠鸣用方 / 136

理中汤治中焦虚寒肠鸣 / 136

附子粳米汤治脾胃虚寒不足肠鸣 / 136

半夏泻心汤治寒热错杂肠鸣 / 136

五苓散治水湿内停肠鸣 / 137

胃苓汤治脾失健运肠鸣腹泻 / 137

瓜蒌瞿麦丸改汤治阳阻水停肠鸣 / 137

己椒苈黄丸治气化不利水停肠鸣 / 138

五十七、腰痛用方 / 139

青娥丸改汤治肾虚腰痛 / 139

肾气丸加味治肾阳虚腰痛 / 139

柴胡疏肝散加味治肝实腰痛 / 139

甘姜苓术汤治肾着腰痛 / 140

自拟方治扭伤腰痛 / 140

五十八、腿痛用方 / 141

附子汤治寒凝腿痛 / 141

桃红四物汤加减治瘀血腿痛 / 141

五十九、汗证用方 / 142

当归六黄汤治盗汗 / 142

参附汤加味治气虚自汗 / 142

桂枝汤合玉屏风散治卫虚自汗 / 142

自拟方治内伤外感漏风 / 143

黄芪桂枝芍药苦酒汤治黄汗 / 143

清心莲子饮治血汗 / 143

龙胆泻肝汤治湿热前阴出汗 / 144

肾气丸改汤治肾虚前阴汗出 / 144

李今庸临床用方集粹

龙胆泻肝汤加减治腋窝汗出 ／144

六十、鼻衄用方 ／145

泻心汤加味治热盛衄血 ／145

麦门冬汤治肺胃阴虚衄血 ／145

四生饮治肺胃邪热鼻衄 ／145

六十一、咳血用方 ／146

麦门冬汤加味治虚火刑金咳血 ／146

百合固金汤治肺燥津伤咳血 ／146

清燥救肺汤治燥热伤肺咳血 ／146

先用小青龙汤后用圣愈汤加味治内伤外感咳血 ／147

六十二、吐血用方 ／148

泻心汤加味治热盛吐血 ／148

柏叶汤治中气虚寒吐血 ／148

黄土汤治脾肾虚寒吐血 ／148

干姜黄芩黄连人参汤治寒热错杂吐血 ／149

六十三、齿衄用方 ／150

调胃承气汤治阳明邪热齿衄 ／150

白虎汤加味治邪热伤经齿衄 ／150

六味地黄汤治肝肾阴虚齿衄 ／150

六十四、便血用方 ／152

赤小豆当归散加味治湿热蕴结便血 ／152

黄土汤治脾胃虚寒便血 ／152

胶艾汤加味治气血两虚便血 ／152

归脾汤治心脾两虚便血 ／153

自拟活血化瘀汤治瘀血内阻便血 ／153

抵当汤治下焦蓄血便血 ／153

六十五、尿血用方 ／155

六味地黄汤治肝肾阴虚尿血 ／155

抵当汤治瘀血尿血 ／155

六十六、紫斑用方 ／156

归脾汤治心脾两虚紫斑　/156

胶艾汤加味治冲任不固紫斑　/156

麦门冬汤加味治肺虚气燥紫斑　/157

地骨皮饮治阴虚血少紫斑　/157

桃红四物汤加味治瘀血阻滞紫斑　/157

荆防败毒散治风寒袭表紫斑　/158

六十七、肺痈用方　/159

《千金》苇茎汤加味治风热蓄结肺痈　/159

桔梗汤治风热壅肺肺痈　/159

薏苡附子败酱散加味治经久不愈肺痈　/159

六十八、肠痈用方　/161

大黄牡丹皮汤治邪热壅滞肠痈　/161

清肠饮治体弱肠痈　/161

六十九、胃脘痈用方　/162

大黄牡丹皮汤治热聚血瘀胃脘痈　/162

赤豆苡仁汤加味治胃脘痈脓已成　/162

七十、月经先期用方　/163

四物汤加减治血热月经先期　/163

丹栀逍遥散治肝郁实热月经先期　/163

自拟方治虚热月经先期　/164

归脾汤治心脾气虚月经先期　/164

补中益气汤治中虚下陷月经先期　/164

右归饮加减治肾虚月经先期　/165

七十一、月经后期用方　/166

温经汤治寒凝血滞月经后期　/166

八珍益母汤治气血不足月经后期　/166

归芍地黄汤加味治肾虚月经后期　/167

七十二、月经先后无定期用方　/168

逍遥散加味治肝郁气滞月经无定期　/168

归脾汤加味治脾虚月经行时无定期　/168

归芍地黄汤加味治肾虚月经先后无定期 / 169

七十三、月经一月再现用方 / 170

丹栀逍遥散治肝郁火旺经间期出血 / 170

地骨皮饮治阴虚内热经间期出血 / 170

土瓜根散加味治血液瘀滞经间期出血 / 170

四物汤合三妙散加减治湿热阻滞经间期出血 / 171

七十四、月经过多用方 / 172

自拟方治血热月经过多 / 172

补中益气汤加味治气虚月经过多 / 172

桃红四物汤加味治血瘀月经过多 / 172

七十五、崩漏用方 / 174

人参养荣汤治气虚崩漏 / 174

胶艾汤加味治气阴两虚崩漏 / 174

当归阿胶红花瓜仁汤治血瘀崩漏 / 175

七十六、月经过少与闭经用方 / 176

麦门冬汤加味治肺气虚弱月经过少与经闭 / 176

炙甘草汤加味治心气虚弱月经过少与经闭 / 176

归脾汤治脾气虚弱月经过少与经闭 / 176

右归饮加味治肾气虚弱月经过少或经闭 / 177

四物汤加味治血虚月经量少或闭经 / 177

逍遥散加味治肝郁气滞月经过少或闭经 / 177

桃红四物汤合下瘀血汤治血瘀月经量少或闭经 / 178

当归四逆加吴茱萸生姜汤治寒凝月经量少或闭经 / 178

二陈汤加味治痰湿月经量少或经闭 / 178

七十七、痛经用方 / 179

桃红四物汤加减治气滞血瘀痛经 / 179

当归四逆加吴茱萸生姜汤治寒湿凝滞痛经 / 179

八珍汤加味治气血虚弱痛经 / 179

七十八、经期乳房胀痛用方 / 181

柴胡疏肝散加味治肝郁气阻乳房胀痛 / 181

四物汤加味治血郁阻滞乳房胀痛　／181

八珍汤加味治气血虚弱乳房胀痛　／181

二陈汤加味治痰湿郁阻乳房胀痛　／182

七十九、经行寒热用方　／183

四物汤合桂枝汤治营卫不和经行寒热　／183

小柴胡汤加味治肝胆失调经行寒热　／183

八十、经期头痛用方　／184

四物汤加味治血风经期头痛　／184

桃仁承气汤治血瘀经期头痛　／184

逍遥散加味治肝郁经期头痛　／184

左归饮加味治肝肾阴虚经期头痛　／185

八十一、经期鼻衄用方　／186

麦门冬汤治肺燥阴虚经期鼻衄　／186

四物汤合泻心汤加减治血热上扰经期鼻衄　／186

八十二、经期浮肿用方　／187

六君子汤治脾虚不运经期浮肿　／187

四物汤合五皮饮加减治气滞水停经行浮肿　／187

八十三、经期小便不利用方　／188

四物汤合四苓散加味治血热经期小便不利　／188

真武汤加减治气结经期小便不利　／188

八十四、经期大便不调用方　／189

四物汤合理中汤加减治脾虚经行腹泻　／189

玉烛散治血热经行便秘　／189

桃红四物汤加味治血瘀经期便秘　／189

四物汤加味治血虚经行便秘　／190

八十五、白带用方　／191

自拟方治脾气虚寒妇女白带　／191

自拟方治肾阴不足妇女白带　／191

自拟方治湿热蕴积妇女白带　／192

八十六、癥瘕用方　／193

枳实芍药散加味治气滞瘕聚 / 193

当归芍药散加减治痰湿瘕 / 193

桂枝茯苓丸治血瘀气滞瘕 / 193

八十七、不孕症用方 / 195

毓麟珠治肾虚不孕 / 195

逍遥散治肝郁不孕 / 195

自拟方治瘀血不孕 / 195

八十八、脏躁用方 / 197

甘麦大枣汤加味治妇人脏躁 / 197

八十九、梅核气用方 / 198

半夏厚朴汤加味治气郁痰凝梅核气 / 198

麦门冬汤治阴亏津少梅核气 / 198

大补阴丸加味治阴虚火旺梅核气 / 198

九十、阴痒用方 / 200

内服龙胆泻肝汤外用苦参明矾治肝经湿热阴痒 / 200

右归丸治肾虚肝郁妇人阴痒 / 200

九十一、阴吹用方 / 201

猪膏发煎治胃腑燥实妇人阴吹 / 201

逍遥散治肝气郁结妇人阴吹 / 201

九十二、妊娠恶阻用方 / 202

干姜人参半夏丸治寒饮妊娠恶阻 / 202

橘皮竹茹汤加味治胃热妊娠恶阻 / 202

茯苓丸治中虚妊娠恶阻 / 202

九十三、妊娠腹痛用方 / 204

附子汤加味治妊娠虚寒腹痛 / 204

当归芍药散改汤治妊娠肝脾不和腹痛 / 204

九十四、胞漏用方 / 205

胶艾汤治妊娠冲任虚寒胞漏 / 205

自拟方治妊娠血热胞漏 / 205

桂枝茯苓丸治癥害胎 / 205

九十五、胎动不安用方 ／207

当归散治湿热胎动不安 ／207

白术散加味治寒湿胎动不安 ／207

自拟方治肾虚胎动不安 ／207

九十六、子烦用方 ／209

自拟方治邪热扰心妊娠子烦 ／209

九十七、子悬用方 ／210

紫苏散治胎气上逆妊娠子悬 ／210

九十八、子淋用方 ／211

安荣散治妊娠子淋 ／211

九十九、子气用方 ／212

天仙藤饮加味治妊娠子气 ／212

一〇〇、子痫用方 ／213

羚羊角散治妊娠子痫 ／213

一〇一、妊娠便秘用方 ／214

当归贝母苦参丸治妊娠便秘 ／214

一〇二、难产用方 ／215

保产无忧散治妇人难产 ／215

一〇三、胞衣不下用方 ／216

八珍益母汤治元气虚弱胞衣不下 ／216

自拟血竭红花汤治寒凝血瘀胞衣不下 ／216

一〇四、产后郁冒用方 ／217

小柴胡汤治妇人产后郁冒 ／217

一〇五、产后中风用方 ／218

竹叶汤治妇人产后中风 ／218

一〇六、产后腹痛用方 ／219

枳实芍药散加味改汤治产后气滞腹痛 ／219

生化汤加味治产后血瘀腹痛 ／219

当归建中汤治产后血虚腹痛 ／219

一〇七、产后恶露不绝用方 ／221

生化汤治产后血瘀恶露不绝 / 221

温经汤治冲任不固恶露不绝 / 221

一〇八、产后虚烦用方 / 222

竹皮大丸治妇人产后虚烦 / 222

一〇九、产后浮肿用方 / 223

十全大补汤治气血亏虚产后浮肿 / 223

小调经汤治瘀血内阻产后浮肿 / 223

一一〇、产后痢疾用方 / 224

白头翁加甘草阿胶汤治产后痢疾 / 224

当归汤加味治湿胜于热产后痢疾 / 224

一一一、产后缺乳用方 / 225

下乳汤治妇人产后缺乳 / 225

一一二、小儿惊风用方 / 226

温胆汤加味治小儿风痰急惊风 / 226

涤痰汤加味治虚实夹杂小儿急惊风 / 226

醒脾散治脾虚气弱小儿慢惊风 / 226

一一三、小儿麻疹用方 / 228

宣毒发表汤治小儿出疹前期 / 228

升麻葛根汤加味治小儿出疹当期 / 228

沙参麦冬汤治小儿麻疹消退期 / 229

升麻葛根汤加味治正虚无力麻疹内陷 / 229

黄连解毒汤加味治邪毒炽盛疹点突隐 / 229

犀角地黄汤加味治麻疹鼻衄、齿衄 / 229

桔梗汤加味治麻疹咽喉疼痛 / 230

升麻葛根汤加味治麻疹牙疳 / 230

黄连黄芩汤加味治火热迫液麻疹下利 / 230

四苓散加味治脾不健运麻疹下利 / 231

养阴清肺汤治余热未尽麻疹咳嗽 / 231

一一四、小儿百日咳用方 / 232

越婢加半夏汤治小儿百日咳 / 232

一一五、小儿疟腮用方 / 233

　　普济消毒饮加减治风温时毒小儿疟腮 / 233

一一六、小儿尿床用方 / 234

　　五味异功散加味治脾虚小儿尿床 / 234

　　肾气丸加味治小儿肾虚尿床 / 234

一一七、小儿盗汗用方 / 235

　　经验方治小儿阴血亏虚盗汗证 / 235

一一八、小儿食滞用方 / 236

　　平胃散加减治小儿食滞 / 236

　　大承气汤治小儿宿食坚结 / 236

　　六君子汤加味治小儿脾虚食滞 / 236

一一九、小儿食欲不振用方 / 238

　　六君子汤治小儿中虚食欲不振 / 238

一二〇、小儿蛔虫病用方 / 239

　　自拟方治小儿蛔虫 / 239

　　乌梅丸改汤治小儿吐蛔 / 239

　　五味异功散加味治小儿脾虚夹蛔 / 239

　　苦楝根麝香丸治小儿蛔虫消渴 / 240

　　芫花散治小儿蛲虫 / 240

一二一、瘾疹用方 / 241

　　自拟方治外感风热瘾疹 / 241

　　荆防败毒散治风寒外袭瘾疹 / 241

　　桂枝汤加味治风寒袭表瘾疹 / 241

一二二、痒疹用方 / 243

　　自拟方治风邪袭表痒疹 / 243

一二三、脱发用方 / 244

　　人参养荣汤治气血不足脱发 / 244

　　自拟方治血燥有风脱发 / 244

　　七宝美髯丹加味治肝肾亏虚脱发 / 245

一二四、带状疱疹用方 / 246

　　龙胆泻肝汤治肝火湿热带状疱疹　／246

一二五、瘰疬用方　／247

　　清瘰丸加味治痰结瘰疬　／247

　　逍遥散加味治气郁瘰疬　／247

　　圣愈汤加味改丸治鼠瘘　／248

一二六、疔疮用方　／249

　　黄连解毒汤加味治火毒壅聚疔疮　／249

一二七、对口疮（脑疽）用方　／250

　　黄连救苦汤治热毒聚脑对口疮（脑疽）　／250

一二八、金疮用方　／251

　　王不留行散治刀斧伤人金疮　／251

　　胶艾汤治金创流血　／251

　　筋骨损伤方治刀斧损伤筋损　／251

一二九、跌打损伤用方　／252

　　桃红四物汤加减治跌损内伤　／252

　　筋骨损伤方治跌损筋伤　／252

一三〇、水火烫伤用方　／253

　　黄连解毒汤加味治水火烫伤　／253

一三一、狂犬咬伤用方　／254

　　人参败毒散加味治邪毒感染狂犬病　／254

一三二、毒蛇咬伤用方　／255

　　毒蛇咬伤方治毒蛇咬伤　／255

一三三、口舌糜烂用方　／256

　　导赤散治心火炽盛口舌糜烂　／256

　　凉膈散治中上二焦炽热口舌糜烂　／256

　　地骨皮饮加味治阴虚火旺口舌糜烂　／256

一三四、口唇生疮用方　／258

　　自拟方治邪热积胃口唇生疮　／258

一三五、牙齿疼痛用方　／259

　　凉膈散治中上二焦热盛牙齿疼痛　／259

肾气丸治肾虚阳浮牙齿疼痛 ／259

一三六、咽喉疼痛用方 ／260

　　玄麦甘桔汤加味治燥热咽喉疼痛 ／260

　　自拟方治火毒咽喉疼痛 ／260

　　二陈汤加味治痰湿咽喉疼痛 ／260

　　滋肾丸治肺痨咽喉疼痛 ／261

　　肾气丸加味治肾虚咽喉疼痛 ／261

一三七、暴发火眼用方 ／262

　　自拟荆防黄连解毒汤治暴发火眼 ／262

一三八、耳鸣耳聋用方 ／263

　　龙胆泻肝汤治少阳风热耳鸣耳聋 ／263

　　二陈汤加味治痰湿阻塞耳鸣耳聋 ／263

　　人参养荣汤治心营不足耳鸣耳聋 ／263

　　肾气丸治肾虚耳鸣耳聋 ／264

一三九、聤耳流脓用方 ／265

　　五味消毒饮治风热上扰耳流脓 ／265

　　龙胆泻肝汤治肝胆湿热耳流脓 ／265

　　知柏地黄汤治肾阴虚火上炎耳流脓 ／265

　　紫草滴乳方治热毒腐肉聤耳流脓 ／266

一四〇、鼻渊用方 ／267

　　苍耳子散加味改汤治鼻渊早期 ／267

　　防风汤治风热伤肺鼻渊中期 ／267

　　十全大补汤治邪退正虚鼻渊后期 ／267

一四一、鼻窒不通用方 ／269

　　自拟方治风寒郁滞鼻窒不通 ／269

一四二、鼻痔用方 ／270

　　《千金要方》治齆鼻鼻中肉不得息方，用于鼻痔 ／270

李
今
庸
临
床
用
方
集
粹

一、感冒用方

香苏散加味治风寒感冒

组方　紫苏 10 克　陈皮 8 克　炙甘草 6 克　荆芥 10 克　防风 10 克　制香附 10 克　川芎 10 克　生姜 10 克　大枣 2 枚（擘）

治疗　风寒袭表，症见恶寒，发热，无汗，鼻塞，流清涕，喷嚏，或兼见头痛，咳嗽，吐白色清痰，苔白，脉浮等。

用法　药 9 味，以适量水煎，汤成去渣，取汁温服，日 1 剂，分 2 次服。

九味羌活汤治风寒湿感冒

组方　羌活 10 克　防风 10 克　苍术 10 克　细辛 10 克　川芎 10 克　白芷 10 克　生地 8 克　黄芩 8 克　甘草 8 克

治疗　风寒湿邪侵袭肌表，症见恶寒发热，无汗，头痛，项强，肢体酸楚疼痛等。

用法　药 9 味，以适量水煎，汤成去渣，取汁温服，日 1 剂，分 2 次服。

桑菊饮治风热感冒轻症

组方　桑叶 10 克　菊花 10 克　连翘 8 克　薄荷 6 克　桔梗 10 克　甘草 6 克　芦根 15 克　杏仁 10 克（去皮尖，炒，打）

治疗　风热感冒，症见咳嗽，身微热，口微渴等。

用法　药 8 味，以适量水煎，汤成去渣，取汁温服，日 1 剂，分 2 次服。

银翘散治风热感冒重症

组方　连翘 10 克　银花 10 克　生甘草 8 克　桔梗 10 克　薄荷 8 克　荆芥穗 10 克　竹叶 10 克　芦根 20 克　淡豆豉 10 克　炒牛蒡子 10 克

治疗　风热感冒，症见发热，恶寒，无汗或有汗但汗出不畅，头痛，口渴，咳嗽，咽喉疼痛，舌苔薄黄，脉浮数等。

用法　药 10 味，以适量水煎，汤成去渣，取汁温服，病稍轻日服 2 次，夜服 1 次。

参苏饮治气虚感冒

组方　党参 10 克　苏叶 10 克　法半夏 10 克　葛根 10 克　前胡 10 克　炒枳壳 10 克　茯苓 10 克　陈皮 10 克　炙甘草 10 克　桔梗 10 克　广木香 10 克

治疗　气虚感冒，症见恶寒，微热，头痛，鼻塞，咳嗽，喷嚏，流清涕，无汗，少气，肢软无力，脉虚等。

用法　药 11 味，以适量水煎，汤成去渣，取汁温服，日 1 剂，分 2 次服。

香苏散加味治血虚感冒

组方　紫苏 10 克　陈皮 10 克　制香附 10 克　荆芥 10 克　防风 10 克　炙甘草 8 克　川芎 10 克　当归 10 克

治疗　血虚感冒，症见恶寒，发热，头痛，鼻塞，流清涕，无汗，口唇淡，舌质淡，脉细弱等。

用法　药 8 味，以适量水煎，汤成去渣，取汁温服，日 1 剂，分 2

次服。

升麻葛根汤治邪伤阳明

组方 升麻 10 克 葛根 10 克 白芍 10 克 甘草 8 克

治疗 外邪直伤阳明而化热，症见头痛，发热，腹泻，或目赤鼻干等。

用法 药 4 味，以适量水煎，汤成去渣，取汁温服，日 1 剂，分 2 次服。

小柴胡汤治邪伤少阳

组方 柴胡 15 克 黄芩 10 克 法半夏 10 克 党参 10 克 生姜 10 克 炙甘草 8 克 大枣 2 枚（擘）

治疗 邪伤少阳，症见寒热往来，胸胁苦满等。

用法 药 7 味，以适量水煎，汤成去渣，取汁温服，日 1 剂，分 2 次服。如兼口渴，去法半夏加瓜蒌根 10 克。

二、伤寒用方

麻黄汤加味治伤寒寒束太阳经证

组方　麻黄 10 克　桂枝 10 克　炙甘草 8 克　苏叶 10 克　防风 10 克　杏仁 10 克（去皮尖，炒，打）

治疗　寒邪外束之太阳经证，症见恶寒发热，无汗而喘，头痛身疼，脉浮而紧等。

用法　药 6 味，加水适量煎煮，汤成去渣，取汁温服，日 1 剂，分 2 次服。

桂枝汤加味治伤寒风袭太阳经证

组方　桂枝 10 克　白芍 10 克　炙甘草 8 克　当归 10 克　生姜 10 克　大枣 2 枚（擘）

治疗　风邪外袭之太阳经证，症见恶风，发热，头痛，干呕，自汗出，脉浮缓等。

用法　药 6 味，以适量水煎，汤成去渣，取汁温服，日 1 剂，分 2 次服。

大青龙汤治寒邪外束阳郁太阳经证

组方　麻黄 10 克　桂枝 10 克　炙甘草 8 克　生姜 10 克　大枣 2 枚（擘）　生石膏 15 克　杏仁 10 克（去皮尖，炒，打）

治疗　寒邪束表，阳郁不伸之太阳经证，症见恶寒发热，头痛，无汗，烦躁不安，脉浮紧等。

用法　药7味，以适量水煎，汤成去渣，取汁温服，日1剂，分2次服。

小青龙汤治伤寒寒束内饮太阳经证

组方　麻黄10克　白芍10克　炙甘草8克　细辛6克　干姜10克　五味子8克　桂枝10克　法半夏10克

治疗　寒邪外束，内停饮邪之太阳经证，症见恶寒发热，无汗，咳喘，干呕等。

用法　药8味，以适量水煎，汤成去渣，取汁温服，日1剂，分2次服。

五苓散改汤治伤寒水蓄膀胱太阳腑证

组方　猪苓10克　茯苓10克　炒白术10克　泽泻10克　桂枝10克

治疗　表邪未解，水蓄膀胱之太阳腑证，症见发热恶风，小便不利，口渴，脉浮等。

用法　药5味，以适量水煎，汤成去渣，取汁温服，日1剂，分2次服。

桃核承气汤治伤寒太阳蓄血轻症

组方　大黄12克　桂枝10克　炙甘草8克　芒硝10克　桃仁10克（去皮尖，炒，打）

治疗　太阳蓄血轻证，症见小腹胀满，神志恍惚，小便自利，脉沉等。

用法　药5味，以适量水煎3味，汤将成加大黄微煎，去渣取汁，纳芒硝于药汁中烊化，搅匀温服，日1剂，分2次服。

抵当汤治伤寒太阳蓄血重证

组方　炒水蛭10克　炒虻虫10克（去翅、足）　大黄10克　桃仁10克（去皮尖，炒，打）

治疗　太阳蓄血重证，症见小腹硬满，神志恍惚，小便自利，脉沉结等。

用法　药4味，以适量水煎，汤成去渣，取汁温服，日1剂，分2次服。

白虎汤治伤寒阳明经证

组方　知母10克　生石膏20克　炙甘草6克　炒粳米10克

治疗　阳明气分邪热鸱张，症见身大热，汗出，心烦，口渴引饮，脉洪大等。

用法　药4味，以适量水煎，煮米熟，汤成去渣，取汁温服，日2次。若兼背部恶寒，加人参10克。

调胃承气汤治伤寒阳明腑实未甚

组方　炙甘草10克　大黄10克　芒硝15克

治疗　阳明燥热，腑实未甚，症见发热，腹部胀满，不大便，心烦，甚则谵语等。

用法　药3味，以适量水煎炙甘草，汤将成加大黄微煎，去渣取汁，纳芒硝于药汁中烊化，温服，日1剂，分2次服。

小承气汤治伤寒阳明腑实证

组方　大黄12克　厚朴10克　炒枳实12克

治疗　邪热阻滞肠道，症见腹部胀满坚硬疼痛，不大便或大便硬，心烦，潮热，谵语，舌苔黄垢，脉滑实等。

用法　药3味，以适量水煎厚朴、枳实，汤将成加大黄微煎，去渣取汁，温服，日1剂，分2次服。

大承气汤治伤寒阳明腑实重证

组方　大黄12克　厚朴15克　炒枳实15克　芒硝10克

治疗　阳明邪热与燥屎相结，腑气不通，症见大便秘结，腹部胀满坚硬，疼痛拒按，矢气频频，潮热，烦躁，谵语，舌苔老黄，脉沉实；或见泻下黄色水样便，秽臭难闻。

用法　药4味，以水先煎2味，汤将成加大黄微煎，去渣取汁，纳芒硝于药汁中烊化，搅匀温服，日1剂，分2次服。

小柴胡汤治伤寒少阳经病

组方　柴胡20克　黄芩10克　法半夏10克　党参10克　生姜10克　炙甘草10克　大枣2枚（擘）

治疗　邪入少阳，枢机不利之少阳经病，症见口苦，咽干，目眩，往来寒热，胸胁苦满，嘿嘿不欲饮食，心烦喜呕等。

用法　药7味，以适量水煎，汤成去渣，取汁温服，日1剂，分2次服。

柴胡桂枝汤治伤寒少阳太阳同病

组方　柴胡15克　黄芩10克　法半夏10克　党参10克　白芍10克　炙甘草8克　桂枝10克　生姜8克　大枣3枚（擘）

治疗　少阳、太阳两经同病，症见发热恶寒，肢节烦痛，心下支撑胀满，微呕等。

用法　药9味，以适量水煎，汤成去渣，取汁温服，日1剂，分2次服。

大柴胡汤治伤寒少阳阳明同病

组方　柴胡 20 克　生姜 10 克　炒枳实 10 克　黄芩 10 克　白芍 10 克　法半夏 10 克　大黄 10 克　大枣 3 枚（擘）

治疗　少阳、阳明两经同病，症见往来寒热，胸胁苦满，呕吐，大便不通，心烦，舌苔干黄等。

用法　药 8 味，以适量水先煎 7 味，汤将成加大黄微煎，去渣取汁，温服，日 1 剂，分 2 次服。

小柴胡汤合小陷胸汤治伤寒表邪内陷少阳证

组方　柴胡 10 克　黄芩 10 克　法半夏 10 克　黄连 10 克　党参 10 克　瓜蒌仁 10 克　大枣 3 枚（擘）　生姜 10 克　炙甘草 8 克

治疗　表邪内陷少阳，症见胸胁疼痛，咳嗽，或呼吸时疼痛加重，口苦咽干，咳嗽吐黄稠痰等。

用法　药 9 味，以适量水煎，汤成去渣，取汁温服，日 1 剂，分 2 次服。

理中汤治伤寒太阴寒滞病证

组方　党参 10 克　干姜 10 克　炒白术 10 克　炙甘草 10 克

治疗　寒滞太阳，脾运失常，症见腹胀，腹痛，腹泻，四肢不温，口不渴等。

用法　药 4 味，以适量水煎，汤成去渣，取汁温服，日 1 剂，分 2 次服。

四逆汤治伤寒阴寒内甚少阴寒化证

组方　生附片 10 克　干姜 10 克　炙甘草 10 克

治疗　少阴阴寒内甚，阳气衰微，症见四肢厥冷，恶寒，蜷卧，下利清谷，呕不能食，或食入即吐，脉沉细而微等。

用法　药3味，以适量水煎，汤成去渣，取汁温服，日1剂，分2次服。

通脉四逆汤治伤寒阴盛格阳少阴寒化

组方　生附片15克　生姜12克　炙甘草8克　葱白寸长9根

治疗　少阴阴盛格阳，症见四肢厥冷，下利清谷，身有微热，面少赤，脉微欲绝等。

用法　药4味，以适量水煎，汤成去渣，取汁温服，日1剂，分2次服。

附子汤治伤寒少阴阴寒气盛

组方　制附子10克　茯苓10克　党参10克　炒白术10克　白芍10克

治疗　少阴阴寒气盛，阳气虚衰，症见脊背恶寒，手足寒冷，口中和，身体痛，骨节痛，脉沉等。

用法　药5味，以适量水煎，汤成去渣，取汁温服，日1剂，分2次服。

真武汤治伤寒阴盛水蓄少阳

组方　茯苓10克　白芍10克　炒白术10克　生姜10克　制附片10克

治疗　少阴阴寒内盛，水气停蓄，症见四肢逆冷，而感沉重疼痛，腹痛下利，小便不利，或心悸，头眩，身动，振振欲仆地等。

用法　药5味，以适量水煎，汤成去渣，取汁温服，日1剂，分2次服。

黄连阿胶汤治伤寒少阴热化

组方　黄连 10 克　黄芩 10 克　鸡子黄 2 枚　白芍 10 克　阿胶 10 克（烊化）

治疗　少阴阴虚阳盛病，症见身微热，口干，口渴，心烦不眠，甚至谵语，舌尖红赤，苔黑，脉细数等。

用法　药 5 味，以适量水先煎黄芩、黄连、白芍，汤成去渣取汁，纳阿胶于药汁中烊化，稍微待冷，再加鸡子黄搅匀，温服，日 1 剂，分 2 次服。

猪苓汤治伤寒少阴水热互结

组方　猪苓 10 克　茯苓 10 克　泽泻 10 克　滑石 10 克　阿胶 10 克（烊化）

治疗　少阴水热互结，邪热伤阴，症见身微热，口干渴，尿黄，心烦不眠，甚则谵语，小便不利，苔黄等。

用法　药 5 味，以适量水先煎前 4 味，汤成去渣取汁，纳阿胶于药汁中烊化，搅匀，温服，日 1 剂，分 2 次服。

乌梅丸改汤治伤寒厥热胜复厥阴

组方　乌梅 10 克　细辛 5 克　制附片 10 克　干姜 10 克　黄连 10 克　当归 10 克　蜀椒 8 克　桂枝 8 克　黄柏 10 克

治疗　厥阴厥热胜复，寒热错杂，症见四肢厥冷与发热交替出现，心烦，口渴等。

用法　药 9 味，以适量水煎，汤成去渣，取汁温服，日 1 剂，分 2 次服。

当归四逆汤治伤寒血虚肢厥厥阴

组方　当归 10 克　白芍 10 克　炙甘草 10 克　木通 10 克　细辛 6 克　大枣 3 枚（擘）　桂枝 10 克

治疗　厥阴肝血不足，阳气不通，症见四肢厥冷，脉微欲绝等。

用法　药 7 味，以适量水煎，汤成去渣，取汁温服，日 1 剂，分 2 次服。

白虎汤治伤寒热深厥深厥阴

组方　生石膏 15 克　知母 10 克　炙甘草 8 克　炒粳米 10 克

治疗　厥阴邪热内郁，热深厥深，症见四肢厥冷，身热，口舌干燥，烦渴欲引，脉滑等。

用法　药 4 味，以适量水煎，汤成去渣，取汁温服，日 1 剂，分 2 次服。

三、伤湿用方

麻黄加术汤治寒湿伤表

组方　麻黄10克　桂枝10克　炙甘草8克　炒白术10克　杏仁10克（去皮尖，炒，打）

治疗　寒湿之邪伤于肌肤腠理，症见恶寒发热，周身骨节疼痛不安，头痛身痛，无汗，苔薄白，脉浮紧等。

用法　药5味，以适量水煎，汤成去渣，取汁温服，日1剂，分2次服。

麻黄杏仁薏苡甘草汤治风湿袭表

组方　麻黄10克　甘草10克　薏苡仁10克　防风10克　杏仁10克（去皮尖，炒，打）

治疗　风湿伤表，症见一身尽痛，发热，傍晚时加重等。

用法　药5味，以适量水煎，汤成去渣，取汁温服，日1剂，分2次服。

防己黄芪汤治气虚伤湿

组方　防己10克　甘草8克　炒白术10克　生姜10克　大枣3枚（擘）　生黄芪15克

治疗　表虚而伤湿，症见肢体沉重，汗出，恶风，脉浮等。

用法　药6味，以适量水煎，汤成去渣，取汁温服，日1剂，分2次服。

桂枝附子汤治阳虚伤湿

组方　桂枝10克　甘草8克　制附片10克　生姜10克　大枣3枚（擘）

治疗　阳虚而复感风湿，症见肢体烦痛，不能左右转侧，小便不利，畏冷，脉浮虚而涩等。

用法　药5味，以适量水煎，汤成去渣，取汁温服，日1剂，分2次服。如大便坚，小便自利者，去桂枝，加炒白术10克。

四、伤暑用方

六一散治伤暑轻证

组方　滑石18克　甘草3克

治疗　外感暑邪，症见身热，口渴，心烦，尿赤，脉数等。

用法　药2味，共研为极细末，加蜂蜜少许，拌匀，以冷开水调服，日1剂，分2次服。若兼惊慌，加朱砂1克。

白虎加人参汤治伤暑重证

组方　知母10克　生石膏30克　炙甘草10克　党参10克　炒粳米10克

治疗　暑热过盛，损伤元气，症见身热，口渴，汗出，心慌，少气乏力，或微恶寒，脉大而虚等。

用法　药5味，以适量水煎，煮米熟，汤成去渣，取汁温服，日1剂，分2次服。

香薷饮治暑热夹湿轻证

组方　香薷15克　厚朴10克　炒白扁豆10克

治疗　湿困肌腠，暑热内留，症见身热畏寒，身重头痛，无汗，腹痛，腹泻等。

用法　药3味，加白酒1盅，以适量水煎药，汤成去渣取汁，不拘时服。

一物瓜蒂汤治水行皮中暑中夹湿

组方　甜瓜蒂 10 个

治疗　夏月伤水，水行皮中而致暑中夹湿证，症见身热，口渴，肢体疼痛困重，小便不利，一身浮肿，脉象濡数而微弱等。

用法　药 1 味，以适量水煎，汤成去渣，取汁顿服。如无甜瓜蒂，可用丝瓜蒂代之。

五、中风用方

小续命汤治外风卒中

组方　麻黄 8 克　桂枝 8 克　炙甘草 8 克　防风 10 克　黄芩 8 克　制附片 8 克　防己 8 克　党参 8 克　生姜 10 克　杏仁 8 克（去皮尖，炒，打）　川芎 8 克　白芍 8 克

治疗　外风卒中经络，症见猝然昏倒，语言不利，或左或右手足不遂，口眼㖞斜，恶寒发热，脉浮或微。

用法　药 12 味，以适量水煎，汤成去渣，取汁温服，日 1 剂，分 2 次服。若神志恍惚，加茯神 8 克，远志 8 克；骨节烦疼有热，去附片，加白芍 1 倍。

稀涎散治风痰阻窍中风

组方　明矾 30 克　牙皂 4 枚（去皮弦，炙）　生姜汁少许

治疗　风痰阻窍之中风闭证，症见猝然昏倒，不省人事，喉中痰鸣如曳锯，目闭，口噤，一侧肢体缓弱，口眼歪斜，脉绝等。

用法　药 2 味，若研细末，过筛，装瓶备用。用时每次 3 克，加生姜汁少许，撬口灌之。

涤痰汤加味治气虚痰阻中风

组方　竹茹 12 克　制南星 10 克　制半夏 10 克　陈皮 10 克　炒枳

实 10 克　白僵蚕 10 克　甘草 8 克　石菖蒲 10 克　远志 8 克　茯苓 10 克　党参 10 克

治疗　气虚痰阻经络，症见半身不遂有重着感，口眼歪斜，语言不利，头昏，肢体乏力，唾痰，脉虚等。

用法　药 11 味，以适量水煎，汤成去渣，取汁温服，日 1 剂，分 2 次服。

桃红四物汤加减治血瘀卒中

组方　当归 12 克　川芎 10 克　白芍 10 克　红花 10 克　香附 10 克　血竭 3 克（冲服）　竹沥 20 克　生姜汁 15 克　白僵蚕 10 克　桃仁 10 克（去皮尖，炒，打）　羚羊角 3 克（镑末）

治疗　血瘀卒中，症见猝然昏倒，不省人事，半身手足缓弱，口角微斜，口唇乌红，脉涩等。

用法　药 11 味，以适量水先煎 10 味，汤成去渣取汁，入血竭于药汁冲服，半日服完 1 剂。

四逆加人参汤加味治卒中阳脱

组方　熟附片 30 克　干姜 15 克　炙甘草 1 克　高丽参 10 克

治疗　中风脱证，症见猝然昏倒，不省人事，四肢厥冷，手撒目不合，口开，鼻息鼾，遗尿，汗出如油，脉绝等。

用法　药 4 味，以适量水煎，汤成去渣，取汁温服，半日服 3 剂。

资寿解语汤治肝风内动中风

组方　防风 8 克　熟附片 8 克　天麻 8 克　肉桂 6 克　羌活 6 克　甘草 5 克　羚羊角 3 克（镑末）　酸枣仁 8 克（炒，打）　竹茹（沥）20 克　生姜（汁）5 克

治疗　中风之肝风内动，症见中风舌强不语，半身手足不遂，脉浮

缓，或见恶寒，头痛等。

用法　药 10 味，以适量水先煎 8 味，汤成去渣取汁，加入竹沥、生姜汁，服用。

六、风痹用方

《古今录验》续命汤加减治风痹

组方 麻黄 10 克 桂枝 10 克 石膏 10 克 当归 10 克 川芎 6 克 甘草 10 克 党参 10 克 生姜 10 克 白芍 10 克 杏仁 10 克（去皮尖，炒，打）

治疗 邪风外袭，阳郁化热之风痹，症见猝然发病，背痛，身体不能自收持，口不能言，冒闷，恶风寒，或拘急不得转侧等。

用法 药 10 味，以适量水煎，汤成去渣，取汁温服，日 1 剂，分 2 次服。

竹沥汤加味治风热伤心风痹

组方 竹沥 20 克 生葛汁 15 克 生姜汁 20 克 羚羊角 3 克（镑末）

治疗 风热伤心之风痹，症见突然发病，四肢缓纵不收，心神恍惚，不知人，不能言语，脉数等。

用法 药 4 味，以适量水先煎羚羊角，汤成去渣取汁，稍凉，兑入竹沥、生葛汁、生姜汁，搅匀，分 3 服，日 2 夜 1 服用。

地黄饮子治喑痹病证

组方 巴戟天 6 克 熟地 6 克 枣皮 6 克 肉苁蓉 6 克 茯苓 6 克

石斛 6 克　熟附片 6 克　肉桂 6 克　远志 6 克　五味子 6 克　菖蒲 6 克　麦冬 6 克　薄荷叶少许

　　治疗　风邪入肾，心肾不交而致风痱，症见神志微昏，口喑不能言，足废不能行等。

　　用法　药 13 味，以适量水煎，汤成去渣，取汁温服，日 1 剂，分 2 次服。

七、口眼㖞斜用方

加味牵正散治口眼㖞斜

组方　全蝎 6 克　僵蚕 10 克　白附子 10 克　当归 10 克　川芎 10 克　荆芥 10 克　防风 10 克

治疗　正虚邪入，脉络痹阻不通，症见口眼㖞斜，目不能闭合，口角流涎，鼓腮等。

用法　药 7 味，加水适量煎汤取汁，温服，日 1 剂，分 2 次服。

八、偏枯用方

血府逐瘀汤治中风偏枯

组方 当归10克 生地10克 炒枳壳8克 红花10克 赤芍10克 柴胡4克 桔梗5克 川芎5克 牛膝10克 桃仁12克（去皮尖，炒，打） 炙甘草8克

治疗 中风偏枯之属瘀者，症见肢体半身不遂，麻木，甚则瘦削，神志不昏，舌质暗或有瘀斑，脉涩，或语言謇涩不利等。

用法 药11味，以适量水煎，汤成去渣，取汁温服，日1剂，分2次服。

温胆汤加味治风痰偏枯

组方 法半夏10克 陈皮10克 茯苓10克 炒枳实10克 竹茹10克 远志10克 炙甘草10克 菖蒲10克 僵蚕10克

治疗 风痰阻络，中风偏枯，症见肢体半身不遂，麻木，神志清楚，语言不利，或虚烦不眠，舌滑或腻等。

用法 药9味，以适量水煎，汤成去渣，取汁温服，日1剂，分2次服。

六君子汤加味治气虚夹痰偏枯

组方 党参10克 茯苓10克 炒白术10克 陈皮10克 菖蒲10

克 法半夏 10 克 远志 10 克 僵蚕 10 克 炙甘草 8 克

治疗 脾胃气虚，痰浊阻滞之中风偏枯，症见肢体半身不遂，麻木，神志清楚，语言不利，食欲不振，肢体无力，少气脉虚等。

用法 药 9 味，以适量水煎，汤成去渣，取汁温服，日 1 剂，分 2 次服。

白术附子汤变方加味治风湿偏枯

组方 苍术 10 克 制乌头 10 克 炙甘草 8 克 生姜 6 克 威灵仙 10 克 大枣 3 枚（擘） 干姜 10 克 细辛 6 克 当归 10 克 川芎 10 克 红花 10 克 桃仁 10 克（去皮尖，炒，打）

治疗 血脉偏虚，风湿阻滞之偏枯，症见肢体半身不遂，麻木，神志清楚，身体痛重等。

用法 药 12 味，以适量水煎，汤成去渣，取汁温服，日 1 剂，分 2 次服。

九、肢体麻木用方

理中汤治气虚肢体麻木

组方　党参10克　炒白术10克　干姜10克　炙甘草10克

治疗　气虚伤阳而致肢体麻木，如虫行皮肉之中，抬举无力，四肢不温等。

用法　药4味，以适量水煎，汤成去渣，取汁温服，日1剂，分2次服。

四物汤加味治血虚麻木

组方　熟地15克　当归10克　白芍10克　川芎8克　炒枣仁10克（打）　柏子仁10克　龙眼肉10克

治疗　血虚络脉空虚，肢体不养而致麻木，面色萎黄，伴皮肤干燥，头晕失眠，健忘等。

用法　药7味，以适量水煎，汤成去渣，取汁温服，日1剂，分2次服。

血府逐瘀汤治血瘀气滞麻木

组方　生地黄10克　当归10克　赤芍10克　川芎5克　桃仁12克（去皮尖，炒，打）　柴胡3克　枳壳6克　桔梗5克　牛膝10克　红花10克　甘草3克

治疗　血瘀气滞，症见肢体麻木，行走则疼痛，重按之则痛减，舌质黯，脉涩等。

用法　药 11 味，以适量水煎，汤成去渣，取汁温服，日 1 剂，分 2 次服。

导痰汤加味治风痰阻络麻木

组方　制半夏 10 克　陈皮 10 克　茯苓 10 克　甘草 8 克　制南星 10 克　枳壳 10 克　僵蚕 10 克　菖蒲 10 克　防风 10 克

治疗　风痰阻络，肢体麻木，或震颤不已，时感呕恶，肩背沉重，舌苔腻，脉沉弦等。

用法　药 9 味，以适量水煎，汤成去渣，取汁温服，日 1 剂，分 2 次服。

吴茱萸加黄连汤治蛔虫麻木

组方　吴茱萸 10 克　党参 10 克　生姜 10 克　黄连 10 克　红枣 4 枚（擘）

治疗　蛔虫扰动，壅塞经络而至肢体麻木，有吐蛔虫病史，腹痛，手足厥逆等。

用法　药 5 味，以适量水煎，汤成去渣，取汁温服，日 1 剂，分 2 次服。

自拟方治乌头中毒发麻

组方　甘草 30 克　白糖 50 克

治疗　食乌头后中毒而致舌麻，继则全身皆麻，头目巅眩，天旋地转，视物不清，烦闷等。

用法　药 2 味，先以水煎甘草取汁，待冷后顿服；再以白糖化水，冷服之。

十、痿证用方

虎潜丸治肝肾亏虚痿弱

组方　黄柏 24 克（酒炒）　龟甲 120 克（酒炙）　陈皮 60 克
炒知母 30 克　白芍 60 克　锁阳 45 克　干姜 15 克　熟地 60 克

治疗　肝肾亏虚，虚火内扰之痿证，症见双下肢痿弱无力，肌肉瘦削，步履艰难，腰膝酸软无力等。

用法　药 8 味，研为极细末，以酒糊为丸如绿豆大，收贮备用。每用时取 10 克，于饭前淡盐汤送下。

五痿汤治脾虚湿困痿证

组方　党参 10 克　茯苓 10 克　炒白术 10 克　薏米 30 克　当归 15
克　麦门冬 20 克　黄柏 8 克　知母 8 克　炙甘草 8 克

治疗　痿证之属脾虚湿困，虚火内扰，症见肢体痿弱不用，倦怠乏力，脘腹痞满，口渴，尿黄等。

用法　药 9 味，以适量水煎，汤成去渣，取汁温服，日 1 剂，分 2
次服。

自拟方治风湿壅遏痿证

组方　独活 10 克　防风 10 克　炒白术 10 克　木瓜 15 克　干姜 10
克　制附片 10 克　防己 10 克　桂枝 10 克　薏苡仁 12 克　巴戟天 10

克　炙甘草 8 克

治疗　风湿壅遏痿证，症见肢体沉重痿弱不用，肌肉不仁，苔白，脉缓等。

用法　药 11 味，以适量水煎，汤成去渣，取汁温服，日 1 剂，分 2 次服。

十一、痹证用方

桂枝附子汤加味治行痹

组方 桂枝12克 制附子10克 生姜10克 甘草8克 防风10克 羌活10克 威灵仙10克 大枣4枚（擘）

治疗 风湿结于体表而风重于湿之痹证，症见肢体关节烦痛，且游走不定，时而上肢时而下肢，舌苔薄，脉浮虚而涩等。

用法 药8味，以适量水煎，汤成去渣，取汁温服，日1剂，分2次服。

白术附子汤加减治着痹

组方 苍术10克 制乌头10克（先煎） 木瓜15克 羌活10克 炙甘草10克 生姜8克 大枣4枚（擘）

治疗 湿邪留滞之着痹，症见关节酸痛沉重，屈伸不利，舌苔白，脉濡缓等。

用法 药7味，加水适量先煎乌头，待水减去1/3时，加入其他药再煎，汤成去渣，取汁温服。日1剂，分2次服。

乌头汤加味治痛痹

组方 制乌头10克（蜜炒，先煎） 麻黄10克 白芍10克 黄芪10克 炙甘草10克 细辛6克 海桐皮10克

治疗　寒湿痹阻关节之痛痹，症见关节剧烈疼痛，痛有定处，得热则减，舌苔白，脉弦紧等。

用法　药 7 味，以水先煎乌头，待水减少 1/3 时，加入其他药再煎，汤成去渣，取汁温服。日 1 剂，分 2 次煎服。若兼瘀者加当归 10 克，赤芍 10 克，桃仁 10 克，红花 10 克。

独活寄生汤治痹证日久

组方　独活 10 克　桑寄生 10 克　秦艽 10 克　防风 10 克　细辛 6 克　当归 10 克　白芍 10 克　川芎 10 克　生地 10 克　杜仲 10 克　牛膝 10 克　党参 10 克　茯苓 10 克　桂枝 10 克　甘草 8 克

治疗　痹证日久，症见肢体关节疼痛，反复发作，缠绵不愈，肌肉消瘦，身体乏力等。

用法　药 15 味，以适量水煎，汤成去渣，取汁温服，日 1 剂，分 2 次服。

秦艽酒治痹证日久不愈

组方　秦艽 30 克　牛膝 30 克　炮附子 30 克　桂枝 30 克　五加皮 30 克　天门冬 30 克　巴戟天 20 克　炒杜仲 20 克　石楠叶 20 克　细辛 20 克　独活 30 克　薏苡仁 20 克

治疗　痹证日久不愈，症见四肢关节疼痛，软弱无力，或四肢拘急挛缩，手指屈曲，肌肉萎缩不用，麻木不仁等。

用法　药 12 味，共捣粗末，用酒适量浸渍（夏季泡 3 天，冬季泡 10 天，春秋季泡 7 天）。得气味后，每日饮酒 1 小盅。

三妙散加味治热痹

组方　苍术 10 克　黄柏 10 克　川牛膝 10 克　薏苡仁 15 克　威灵仙 10 克　桑枝 15 克　老鹳草 10 克　升麻 10 克　射干 10 克　木瓜

15 克

治疗　湿热痹证，症见关节疼痛，局部红肿灼热，痛不可近，或兼有口渴，小便黄，舌苔黄，脉濡数等。

用法　药 10 味，以适量水煎，汤成去渣，取汁温服，日 1 剂，分 2 次服。

李今庸临床用方集粹

十二、历节痛用方

乌头汤加味治寒湿凝滞历节痛

组方　炮川乌10克（先煎）　炙麻黄10克　白芍10克　炙黄芪10克　党参10克　白术10克　炙甘草10克

治疗　寒湿凝滞，关节经脉痹阻，症见肢体关节寒冷，疼痛剧烈，痛有定处，得热则减，身体困重，关节不可屈伸，舌苔薄白，脉弦细等。

用法　药7味，加水适量先煎乌头，待水减去1/3时，加入其他药再煎，汤成去渣，取汁温服，日1剂，分2次服。

三妙散加味治湿热郁结历节痛

组方　苍术10克　黄柏10克　川牛膝10克　桑枝15克　老鹳草10克　木瓜15克　薏苡仁15克　升麻10克　射干10克　威灵仙10克　水牛角30克

治疗　湿热郁结，痹阻关节经脉，症见关节红肿发热，痛如锥刺，常涉及肢体大小关节，或伴有口渴，小便灼热，舌苔薄，脉数等。

用法　药11味，加水适量先煎水牛角1小时，后加入其他药物再煎，汤成去渣，取汁温服，日1剂，分2服。

十三、鹤膝风用方

内服五积散外用白芥子捣泥敷治鹤膝风

组方 内服：苍术 10 克 陈皮 10 克 炒枳壳 10 克 川芎 10 克 当归 10 克 法半夏 10 克 麻黄 10 克 白芍 10 克 生甘草 10 克 桂心 8 克 干姜 10 克 茯苓 10 克 厚朴 10 克 白芷 6 克

外用：白芥子适量，捣泥加酒调敷

治疗 鹤膝风，症见一侧或双侧膝关节肿大疼痛，初肿如绵，外表皮肤颜色不变，上下股胫枯细等。

用法 内服药 14 味，以适量水煎药，汤成去渣，取汁温服，日 1 剂，分 2 次服。外用药 1 味，捣研如泥，加酒调匀，涂敷患部，外用纱布包裹。

十四、疟疾用方

柴胡桂枝汤治寒疟病证

组方　桂枝10克　黄芩10克　炙甘草8克　党参10克　白芍10克　法半夏10克　柴胡10克　生姜8克　大枣2枚（擘）

治疗　邪留太阳、少阳之寒疟，症见先恶寒后发热，或只恶寒不发热，寒多热少，发有定时，骨节烦痛，心烦微呕，心下胀闷等。

用法　上9味，以适量水煎药，汤成去渣，取汁温服，日1剂，分2次服。

柴胡桂枝干姜汤治邪留三阳寒疟

组方　柴胡10克　桂枝10克　天花粉10克　干姜8克　黄芩10克　炙甘草10克　炒牡蛎10克

治疗　疟邪停留三阳之寒疟，症见先恶寒后发热，或只恶寒不发热，寒多热少，发作有时，胸胁胀满，小便不利，口渴而不呕，头上汗出，心烦等。

用法　药7味，以适量水煎，汤成去渣，取汁温服，日1剂，分3次服。初服微烦，复服汗出则愈。

白虎加桂枝汤治温疟

组方　石膏15克　知母10克　炒粳米10克　桂枝10克　炙甘草

8克

治疗　疟邪伏藏骨髓，随春阳欲外出之温疟，症见只发热，不恶寒，骨节烦痛，时时呕吐，朝发暮解，暮发朝解，脉平或弦数等。

用法　药5味，以适量水煎，煮米熟汤成，去渣，取汁温服，日1剂，分2次服。

小柴胡汤加味治妊娠疟病

组方　柴胡20克　党参10克　法半夏10克　黄芩10克　甘草8克　生姜8克　青皮10克　大枣3枚（擘）

治疗　妇人妊娠患疟，症见寒热往来，发有定时，每日或间日一发。

用法　药8味，以适量水煎，汤成去渣，取汁温服，日1剂，分2次服。

乌梅丸改汤治久疟

组方　乌梅10克　细辛6克　制附片10克　黄连10克　黄柏10克　桂枝10克　党参10克　干姜10克　川椒10克　当归10克

治疗　邪入厥阴而正虚久疟，症见先恶寒后发热，休作有时，寒热亦弱，倦怠乏力等。

用法　药10味，以适量水煎，汤成去渣，取汁温服，日1剂，分2次服。

蜀漆散治牡疟

组方　蜀漆10克（洗去腥）　云母10克（烧两昼夜）　龙骨10克　制半夏10克　陈皮10克　党参10克　甘草8克

治疗　疟邪伏藏，心阳受损之牡疟，症见恶寒，发热，寒多热少，休作有时。

用法　药 7 味，研为细末，收贮备用。每用时取药末 10 克，于疟疾发作前 1～2 小时，开水送下。

《千金要方》蜀漆丸治劳疟

组方　蜀漆 10 克　知母 10 克　麦门冬 10 克　白薇 10 克　升麻 8 克　地骨皮 10 克　鳖甲 15 克　常山 10 克　炙甘草 8 克　玉竹 10 克　石膏 10 克　淡豆豉 8 克　乌梅 10 克

治疗　劳疟，症见恶寒发热，稍劳即发，或兼见口咽干燥，尿黄等。

用法　药 13 味，研末，炼蜜为丸如梧桐子大，每服 10 丸，温开水送下，日 2 次。

鳖甲煎丸治疟母

组方　炙鳖甲 12 克　烧射干 3 分　黄芩 3 分　柴胡 6 分　炒鼠妇 3 分　干姜 3 分　大黄 3 分　白芍 5 分　桂枝 3 分　炒葶苈 1 分　石韦 3 分（去毛）　厚朴 3 分　赤硝 12 分　瞿麦 2 分　紫葳 3 分　制半夏 1 分　党参 1 分　䗪虫 5 分　炙阿胶 3 分　炙蜂窝 4 分　炒䗪螂 6 分

治疗　疟邪与痰、食、血互结于胁下之疟母，症见疟疾未愈，胁下结有痞块，腹胀，食欲不振等。

用法　药 21 味，除鳖甲外，余药研为细末备用。取煅灶下灰适量，置一容器中，以酒浸泡，待酒减半时，加鳖甲于其中，煮烂如胶，绞取汁与前药末混合为丸如梧桐子大。6～7 丸空腹服下，日 3 服。

如疟疾已愈，惟有胁下结有痞块而不消者，可用党参、山药、白术、芡实、莲子、沙参、玉竹、茯苓、陈皮、炙甘草等分，共研细末，过筛，与同等量炒糯米拌匀，稍加白糖。每服一汤匙，早晚各 1 服，开水送下。

十五、痢疾用方

芍药汤治痢疾初起

组方　白芍 10 克　黄芩 10 克　甘草 8 克　黄连 10 克　大黄 10 克槟榔 10 克　当归 10 克　肉桂 3 克　广木香 8 克　干姜 10 克

治疗　湿热痢疾之初起，症见腹部疼痛，里急后重，下痢赤白脓血，无热象等。

用法　药 10 味，以适量水煎药，汤成去渣，取汁温服，日 2 次。如里急后重太甚，加枳壳 10 克，桔梗 10 克。

白头翁汤加味治热痢病证

组方　黄柏 10 克　黄连 8 克　白头翁 15 克　秦皮 10 克　当归 10 克　赤芍 10 克

治疗　湿热蕴结于肠，热重于湿之热痢，症见腹部疼痛剧烈，下痢脓血，里急后重，身热烦躁，口渴，尿黄赤而红热，舌质红绛，舌苔黄燥，脉滑数等。

用法　药 6 味，以适量水煎药，汤成去渣，取汁温服，日 2 次。如里急后重太甚，加枳壳 10 克，桔梗 10 克。

大桃花汤治冷痢

组方　赤石脂 10 克　干姜 10 克　当归 10 克　炒白术 10 克　龙骨

10 克　牡蛎 10 克　制附片 10 克　甘草 8 克　白芍 10 克

治疗　寒湿内积之冷痢,症见下痢白色冻子,里急后重,腹痛,肠鸣,四肢不温,小便清长,苔白,脉沉紧。

用法　药 9 味,以适量水煎,汤成去渣,取汁温服,日 1 剂,分 2 次服。

白头翁汤合甘草阿胶汤治虚极下痢

组方　白头翁 12 克　黄连 10 克　黄柏 10 克　秦皮 10 克　甘草 10 克　阿胶 10 克（烊化）

治疗　气血虚弱,湿热内郁之虚极下痢,症见下痢脓血,里急后重,小便疼痛,身热,或兼见口渴,精神疲惫,头晕眼花,苔白,脉虚弱而数等。

用法　药 6 味,以适量水先煎前 5 味,去渣取汁,纳阿胶于药汁中烊化,温服,日 1 剂,分 2 次服。

桃花汤治阳虚久痢

组方　干姜 8 克　炒粳米 10 克　赤石脂 20 克（一半研为细末,另包）

治疗　脾阳虚弱之阳虚久痢,症见下痢日久,痢下脓血,轻微里急后重,或无里急后重;同时兼见神疲气弱,腹痛喜温,按之痛止,舌淡白,脉迟弱或细微等。

用法　药 3 味,除一半赤石脂研末外,其余各药以适量水煎,汤成去渣取汁,纳赤石脂末于药汁中搅匀,温服,日 1 剂,分 2 次服。

真人养脏汤治脾陷下痢

组方　党参 10 克　炒白术 10 克　炙甘草 10 克　肉桂 10 克　广木香 6 克　当归 10 克　白芍 10 克　肉豆蔻 10 克（面裹煨）　炙罂粟壳

10克　诃子皮 10 克（面裹煨）

治疗　久痢脾虚下陷，固摄无力，症见下痢日久，痢泻滑脱不禁，脱肛，腹痛食少，苔白，脉迟细等。

用法　药 10 味，以适量水煎，汤成去渣，取汁温服，日 1 剂，分 2 次服。

乌梅丸改汤加味治久痢

组方　乌梅 10 克　干姜 10 克　黄连 10 克　当归 10 克　蜀椒 10 克　党参 10 克　细辛 6 克　制附片 10 克　肉桂 10 克　黄柏 10 克　广木香 6 克

治疗　病入厥阴，寒热错杂之久痢，症见下痢日久，时轻时重，痢下赤白脓血，腹痛等。

用法　药 11 味，以适量水煎，汤成去渣，取汁温服，日 1 剂，分 2 次服。

食廪散治噤口痢

组方　党参 10 克　茯苓 10 克　甘草 8 克　前胡 10 克　川芎 10 克　羌活 10 克　独活 10 克　桔梗 10 克　柴胡 10 克　炒枳壳 10 克　陈仓米 20 克

治疗　湿热疫毒熏灼肠道之噤口痢，症见下痢赤白脓血，腹痛，里急后重，恶心呕吐，不能食，精神疲乏，舌苔黄腻等。

用法　药 11 味，研为细末备用。每用时取药末 20 克，以生姜 10 克，薄荷 10 克煎水送服。

十六、腹泻用方

葛根芩连汤治湿热下注腹泻

组方　葛根 10 克　黄连 10 克　炙甘草 10 克　黄芩 10 克

治疗　湿热郁滞肠道之腹泻，症见腹痛，腹泻，泻下急迫，势如水注，色黄而臭，肛门灼热，心烦，口渴，小便黄赤，舌苔黄腻，脉濡数。

用法　药 4 味，以适量水煎，汤成去渣，取汁温服，日 1 剂，分 2 次服。

五苓散治气化不利腹泻

组方　猪苓 10 克　茯苓 10 克　炒白术 10 克　泽泻 10 克　桂枝 10 克

治疗　膀胱气化失职，水湿下趋肠道之腹泻，症见腹泻，呕吐，烦渴欲饮，小便不利，苔白脉浮，或见寒热等。

用法　药 5 味，以适量水煎，汤成去渣，取汁温服，日 1 剂，分 2 次服。多饮温开水。

猪苓汤治水热互结腹泻

组方　猪苓 10 克　茯苓 10 克　泽泻 10 克　滑石 10 克　阿胶 10 克（烊化）

治疗　水热互结，阴液受伤之腹泻，症见腹泻，小便不利，口渴欲饮，心烦不眠，苔黄脉数等。

用法　药5味，以适量水先煎前4味，待水减半，去渣取汁，纳阿胶于药汁中烊化，搅拌均匀，温服，日1剂，分2次服。

痛泻要方治肝气乘脾腹泻

组方　炒白术10克　炒白芍10克　防风10克　炒陈皮10克

治疗　肝脾不和，肝气乘脾之腹泻，症见腹痛，痛则欲泻，泻而不爽，且有下坠感，泻后痛止；兼见嗳气食少，苔薄，脉弦等。

用法　药4味，以适量水煎，汤成去渣，取汁温服，日1剂，分2次服。

胃苓汤治水停气滞腹泻

组方　桂枝10克　茯苓10克　炒白术10克　泽泻10克　猪苓10克　苍术10克　厚朴10克　陈皮10克　甘草6克

治疗　水湿内停，气机阻滞之腹泻，症见腹泻，小便短少，脘腹胀满，舌苔白腻等。

用法　药9味，以适量水煎，汤成去渣，取汁温服，日1剂，分2次服。若泻久肢冷者，加附片8克，干姜10克。

理中汤治脾胃虚寒腹泻

组方　党参10克　干姜10克　炒白术10克　炙甘草10克

治疗　腹泻，肠鸣，泻下清稀，四肢不温，食欲不振，食后脘腹胀满，面色萎黄，精神倦怠，舌淡苔白，脉缓弱等。

用法　药4味，以适量水煎，汤成去渣，取汁温服，日1剂，分2次服。如寒甚四肢厥冷者，加熟附子10克。

四神丸改汤加味治肾阳衰弱腹泻

组方　补骨脂 10 克　肉豆蔻 10 克（面裹煨）　吴茱萸 10 克　五味子 8 克　生姜 5 克　大枣 2 枚（擘）

治疗　肾阳衰虚，阳气不振之腹泻，症见天明之前，脐周即痛，肠鸣即泻，泻后痛减，腹部畏寒，形寒肢冷，舌淡白，脉沉细等。

用法　药 6 味，以适量水煎，汤成去渣，取汁温服，日 1 剂，分 2 次服。

温脾汤治沉寒痼冷腹泻

组方　党参 10 克　干姜 10 克　制附片 10 克　大黄 8 克　炙甘草 8 克

治疗　阴寒内盛，阻遏脾阳之腹泻，症见腹泻日久，泻下稀水，腹胀，腹痛，手足厥冷，苔白，脉沉紧等。

用法　药 5 味，以适量水煎，汤成去渣，取汁温服，日 1 剂，分 2 次服。

三物备急丸治寒实积滞腹泻

组方　大黄 30 克　巴豆 30 克（去皮、心，炒，研如脂）　干姜 30 克

治疗　陈寒积滞于内之腹泻，症见腹泻，每年按时而发，腹部胀痛，四肢不温，脉沉结等。

用法　药 3 味，先将大黄、干姜共捣研细，加入巴豆研匀，炼蜜为丸如黄豆大，密贮备用。每用时取 3 ~ 4 丸，温开水送下，须臾当泻。

十七、呕恶用方

瓜蒂散治宿食停积上脘呕恶

组方　瓜蒂炒黄　赤小豆等分　香豆豉汁

治疗　宿食停积于上脘之呕恶，症见病人泛泛欲吐，而以吐出为快。如若吐之不出，则见脘腹胀满，厌食，恶闻食臭等。

用法　前 2 味药，共研为极细末，收贮备用。每用时取药末 5 克，以香豆豉煮汁调和，温服。

平胃散加味治宿食停积中脘呕恶

组方　苍术 10 克　陈皮 10 克　炒枳实 10 克　厚朴 10 克　神曲 10 克　炒麦芽 10 克　生姜 8 克　焦山楂 10 克　莱菔子 10 克　炙甘草 6 克

治疗　饮食内停，脾胃不和之呕恶，症见微有恶心，嗳腐泛酸，腹部胀满，不思饮食等。

用法　药 10 味，以适量水煎，汤成去渣，取汁温服，日 1 剂，分 2 次服。若腹部胀甚者，加大黄 8 克。

大半夏汤治脾胃虚弱呕恶

组方　法半夏 10 克　党参 10 克　蜂蜜 30 克

治疗　脾胃虚弱，纳运失职之呕恶，症见胃反呕吐，朝食暮吐，暮食朝吐，宿食不化，神倦乏力，大便燥结等。

用法　药3味，以适量水煎，汤成去渣，取汁温服，日1剂，分2次服。

吴茱萸汤治脾胃虚寒呕吐

组方　吴茱萸10克　党参10克　生姜8克　大枣4枚（擘）

治疗　脾胃虚寒，浊气上逆之呕吐，症见食则欲吐，胸部痞满，或干呕头痛吐涎沫等。

用法　药4味，以适量水煎，汤成去渣，取汁温服，日1剂，分2次服。

理中汤治中焦虚寒升降失常呕吐

组方　党参10克　干姜10克　炒白术10克　炙甘草8克

治疗　脾胃虚寒，升降失常之呕吐，症见呕吐，腹痛，不渴，大便稀溏，尿清长，或肢冷等。

用法　药4味，以适量水煎，汤成去渣，取汁温服，日1剂，分2次服。若大便带白色黏液者，干姜加至12克；若大便带黄色黏液者，加黄连8克；如筋脉拘急者，加制附片10克。

大黄甘草汤治胃热呕吐

组方　大黄12克　甘草5克

治疗　胃中实热呕吐，症见食下即吐出，口渴，大便燥结等。

用法　药2味，以适量水微煎，去渣取汁温服，日1剂，分2次服。

小柴胡汤治肝木犯胃呕吐

组方 柴胡20克 黄芩10克 党参10克 生姜10克 法半夏10克 甘草8克 大枣3枚（擘）

治疗 肝胆郁热，迫胃上逆呕吐，症见喜呕，心烦，发热，或寒热往来，口苦，咽干，目眩等。

用法 药7味，以适量水煎，汤成去渣，取汁温服，日1剂，分2次服。

左金丸加味治肝郁横逆呕吐

组方 黄连180克（姜汁炒） 吴茱萸30克（盐水泡） 煅瓦楞子50克

治疗 肝郁化火，火犯脾胃呕吐，症见恶心呕吐酸水，胸胁疼痛，胃脘痞满，嗳气泛酸，口苦舌红，脉弦数等。

用法 药3味，共研为细末，水泛为丸，每丸约重3克，每用时取1丸，温开水送下。

四逆汤治阴盛阳微呕吐

组方 生附子10克 干姜10克 炙甘草8克

治疗 脾胃阳虚，阴寒内盛呕吐，症见呕吐，口不渴，恶寒倦卧，四肢厥冷，腹痛，下利清谷，尿清等。

用法 药3味，以适量水煎，汤成去渣，取汁温服，日1剂，分2次服。

半夏泻心汤治寒热错杂呕吐

组方 黄连10克 黄芩10克 法半夏10克 干姜10克 党参10

克　炙甘草 8 克　大枣 3 枚（擘）

治疗　脾胃虚弱，寒热错杂呕吐，症见干呕或呕吐，心下痞满，肠鸣等。

用法　药 7 味，以适量水煎，汤成去渣，取汁温服，日 1 剂，分 2 次服。

自拟方治肠燥津枯呕吐

组方　当归 30 克　郁李仁 20 克　火麻仁 30 克　谷茴 20 克　肉苁蓉 20 克　大茴香 20 克　杏仁 20 克（去皮尖，炒，打）　生地 30 克　白芍 20 克

治疗　肠燥津枯，传导不行呕吐，症见呕吐，甚至吐出粪便，腹胀，甚则腹部出现包块，大便不通等。

用法　药 9 味，以水、麻油各半煎，汤成去渣，取汁温服，日 1 剂，分 2 次服。

小半夏加茯苓汤治痰饮呕吐

组方　法半夏 10 克　茯苓 10 克　生姜 10 克

治疗　饮停心下呕吐，症见呕吐，心悸，饮食不能下等。

用法　药 3 味，以适量水煎，汤成去渣，取汁温服，日 1 剂，分 2 次服。

苓桂术甘汤治痰饮呕吐

组方　茯苓 12 克　桂枝 10 克　炒白术 10 克　炙甘草 8 克

治疗　饮邪停于心下呕吐，症见呕吐，心悸，心下逆满，口渴，起则头眩等。

用法　药 4 味，以适量水煎，汤成去渣，取汁温服，日 1 剂，分 2 次服。

二陈汤治痰湿阻滞呕吐

组方　法半夏10克　陈皮10克　茯苓10克　炙甘草8克

治疗　痰湿阻滞呕吐，症见恶心，呕吐痰涎，心悸，胸膈胀满，头目眩晕，苔腻，脉滑等。

用法　药4味，以适量水煎，汤成去渣，取汁温服，日1剂，分2次服。

五苓散改汤治气化不行水停呕吐

组方　茯苓10克　猪苓10克　炒白术10克　泽泻10克　桂枝10克

治疗　膀胱气化不利，水饮内停呕吐，症见呕吐涎沫，口渴，小便不利，头目眩晕，脐下悸动等。

用法　药5味，以适量水煎，汤成去渣，取汁温服，日1剂，分2次服。

温胆汤加味治胆热痰浊上扰呕吐

组方　法半夏10克　陈皮10克　茯苓10克　炒枳实10克　竹茹15克　黄连10克　生甘草8克

治疗　胆热痰浊上扰呕吐，症见呕吐苦水，或呕吐涎沫，虚烦不眠，惊悸，口苦等。

用法　药7味，以适量水煎，汤成去渣，取汁温服，日1剂，分2次服。

十八、噎膈用方

大半夏汤治胃寒气逆噎膈

组方　制半夏10克　党参10克　白蜜5克

治疗　胃虚寒，气冲逆之噎膈，症见呕吐，朝食暮吐，暮食朝吐，宿谷不化，神倦乏力等。

用法　药3味，以适量水煎，汤成去渣，取汁温服，日1剂，分2次服。

麦门冬汤治肺胃阴虚噎膈

组方　麦门冬20克　制半夏10克　党参10克　炒粳米10克　大枣3枚（擘）　甘草8克

治疗　肺胃阴虚噎膈，症见食谷噎塞难下，咽喉干燥不利，常作半声咳等。

用法　药6味，以适量水煎，汤成去渣，取汁温服，日1剂，分2次服。

《千金要方》五膈丸治脾胃肾阳虚噎膈

组方　麦门冬20克　甘草8克　蜀椒10克　制附片10克　桂心10克　细辛6克　远志肉10克　党参10克　干姜10克

治疗　脾胃肾阳虚噎膈，症见食谷不下，食则心下腹痛欲吐，吐出即快，心下胀满，甚至手足逆冷，气逆咳喘等。

用法 药9味，研为细末，过筛，炼蜜为丸如弹丸大，收贮备用。饭后取1粒含于口中，细细嚼咽，日3夜2服用。

《千金要方》羚羊角汤治胃寒气滞噎膈

组方 羚羊角10克（镑） 通草10克 陈皮10克 吴茱萸10克 厚朴10克 干姜10克 制乌头8克

治疗 胃寒气滞噎膈，症见噎膈不通，谷食不下，不能食，食则吐，嗳气等。

用法 药7味，以适量水先煎羚羊角，后下余药，汤成去渣，取汁温服，日3服之。

十九、呃逆用方

丁香柿蒂散治胃寒实证呃逆

组方　丁香 10 克　柿蒂 10 克　高良姜 10 克　炙甘草 8 克

治疗　胃寒呃逆属实证，症见呃逆，胃脘不舒，得热则减，舌苔白润，脉弦等。

用法　药 4 味，以适量水煎，汤成去渣，取汁温服，日 1 剂，分 2 次服。

三一承气汤治胃腑积热呃逆

组方　大黄 10 克　芒硝 10 克　枳壳 10 克　厚朴 10 克　甘草 10 克

治疗　胃腑积热呃逆，症见呃逆频作，腹部胀满，大便干结，舌苔黄，脉数等。

用法　药 5 味，以适量水煎药成汤，纳入芒硝，更上微火煮一二沸，日 1 剂，分 2 次温服。

五苓散改汤治膀胱热结呃逆

组方　白术 10 克　桂枝 10 克　茯苓 12 克　猪苓 10 克　泽泻 10 克

治疗　水热互结膀胱呃逆，症见呃逆频作，小腹满，口渴，小便不利，舌苔白，脉数等。

用法　药5味，以适量水煎，汤成去渣，取汁温服，日1剂，分2次服。

旋覆代赭汤治虚证呃逆

组方　旋覆花10克（包煎）　党参10克　生姜10克　代赭石10克　炙甘草10克　制半夏10克　大枣4枚（擘）

治疗　脾胃虚弱，气机升降失常之呃逆，症见呃逆频作，心下痞满，按之不痛，食少乏力等。

用法　药7味，以适量水煎，汤成去渣，取汁温服，日1剂，分2次服。

橘皮竹茹汤加味治胃虚有热呃逆

组方　橘皮10克　竹茹10克　党参10克　炙甘草10克　生姜10克　大枣4枚（擘）　麦冬10克　枇杷叶10克（去毛，炙）

治疗　胃虚有热呃逆，症见呃逆频作，口舌干燥，脉虚数等。

用法　药8味，以适量水煎，汤成去渣，取汁温服，日1剂，分2次服。

二十、浮肿用方

越婢加术汤治风水浮肿

组方　麻黄 10 克　石膏 20 克　炒白术 10 克　生姜 10 克　甘草 10
克　大枣 3 枚（擘）

治疗　风伤肌腠，水滞化热浮肿，症见肢体浮肿，按之没指，微热
恶风，身痛，自汗出，口渴欲饮，小便黄赤，脉浮大或数等。

用法　药 6 味，以适量水煎，汤成去渣，取汁温服，日 1 剂，分 2
次服。

香苏散加味治风寒水停肌肤浮肿

组方　制香附 10 克　紫苏 10 克　陈皮 10 克　甘草 6 克　葱白 6
克　生姜 6 克　杏仁 10 克（去皮尖，炒，打）　防风 10 克

治疗　风寒束皮，水液停滞浮肿，症见肢体浮肿，按之没指，恶
寒，无汗，脉浮等。

用法　药 8 味，以适量水煎，汤成去渣取汁，不拘时服。

大青龙汤治风寒水停郁热浮肿

组方　麻黄 10 克　桂枝 6 克　炙甘草 6 克　生姜 10 克　石膏 20
克　大枣 3 枚（擘）　杏仁 10 克（去皮尖，炒，打）

治疗　风寒束表，水滞内生郁热浮肿，症见四肢浮肿，按之没指，

发热恶寒，周身疼痛，无汗，烦躁，脉浮等。

用法　药7味，以适量水煎，汤成去渣，取汁温服，日1剂，分2次服。

麻黄附子汤治风寒水停浮肿

组方　麻黄10克　制附片10克　炙甘草8克

治疗　风寒外束，水邪内停浮肿，症见肢体浮肿，按之没指，骨节疼痛，恶风，脉沉等。

用法　药3味，以适量水煎，汤成去渣，取汁温服，日1剂，分2次服。

五苓散治膀胱气化不利浮肿

组方　桂枝10克　茯苓10克　炒白术10克　泽泻10克　猪苓10克

治疗　膀胱气化不行，水湿内停，浸渍肌肤之浮肿，症见肢体浮肿，按之没指，小便不利，汗出而渴，或恶寒发热，脉浮等。

用法　药5味，以适量水煎，汤成去渣，取汁温服，日1剂，分2次服。

真武汤治阳郁关门不利浮肿

组方　制附片10克　茯苓10克　生姜10克　炒白术10克　白芍10克

治疗　阳郁不伸，气机关门不利浮肿，症见肢体浮肿，按之没指，四肢厥冷，小便不利，小腹胀满，脉沉等。

用法　药5味，以适量水煎，汤成去渣，取汁温服，日1剂，分2次服。

自拟方治水热气化不行浮肿

组方　芦根 15 克　茅根 15 克　冬瓜皮 20 克　石韦 10 克　苡仁 15 克　西瓜翠衣 10 克　滑石 15 克　灯心草 15 克（可用通草代之）　杏仁 10 克（去皮尖，炒，打）

治疗　水热壅结，膀胱气化不行浮肿，症见肢体浮肿，按之没指，小便不利，或滴沥涩痛，口干渴，脉数等。

用法　药 9 味，以适量水煎，汤成去渣，取汁温服，日 1 剂，分 2 次服。

十枣汤治水邪壅盛浮肿

组方　甘遂　芫花（炒）　大戟各等分　肥大枣适量

治疗　水邪壅盛，脉道阻滞，三焦不通之浮肿，症见肢体浮肿，按之没指，腹部肿大如鼓，小便不利，脉沉实等。

用法　药 4 味，除大枣外，取余药 3 味共研为极细末，收贮备用。每用时取肥大枣 10 枚，擘开，煎水去渣取汁，加药末 2 克晨服。

注：为安全起见，可将药末同枣肉捣烂和为丸服用，或将药末用食醋调成糊状，敷于小腹部，则更为妥当。

葶苈大枣泻肺汤治肺壅浮肿

组方　葶苈子 15 克（炒捣，碎）　肥大枣 4 枚（擘）

治疗　肺气壅塞，肃降失职之水停浮肿，症见肢体浮肿，按之没指，小便不利，胸部胀满，咳嗽，喘息等。

用法　药 2 味，以适量水先煎大枣，汤成去渣，再加葶苈子煎，去渣取汁顿服。

桂枝去芍药加麻黄附子细辛汤治阳虚阴盛浮肿

组方　桂枝 10 克　生姜 10 克　制附片 10 克　麻黄 8 克　细辛 6 克　大枣 3 枚（擘）　炙甘草 8 克

治疗　阳虚阴盛，水湿内停浮肿，症见水肿，腹胀，心下坚，大如盘，边如旋杯，手足厥冷，肠鸣；或兼见身冷，恶寒，肾痛，麻痹不仁等。

用法　药 7 味，以适量水煎，汤成去渣，取汁温服，日 1 剂，分 2 次服。

六君子汤治脾虚气滞浮肿

组方　党参 10 克　茯苓 10 克　炒白术 10 克　陈皮 10 克　制半夏 10 克　炙甘草 10 克

治疗　脾虚气滞，阳化不及之浮肿，症见浮肿，早起两眼胞肿，两腿肿消，而下午则双下肢肿，面目肿消，或兼见大便稀薄，倦怠乏力等。

用法　药 6 味，以适量水煎，汤成去渣，取汁温服，日 1 剂，分 2 次服。

六味地黄汤治肾虚浮肿

组方　熟地黄 24 克　山药 12 克　山茱萸 12 克　茯苓 10 克　泽泻 10 克　丹皮 10 克

治疗　肾阴亏虚，失其主水之职而致浮肿，症见浮肿，按之没指，腰膝酸软无力，小便黄而不利等。

用法　药 6 味，以适量水煎，汤成去渣，取汁温服，日 1 剂，分 2 次服。

导痰汤治痰浊阻滞浮肿

组方　制半夏 10 克　茯苓 10 克　陈皮 10 克　炒枳实 10 克　胆南星 10 克　甘草 8 克

治疗　痰浊阻滞而致浮肿，症见浮肿发于身体某一局部，如腿肿，且两腿肿势大小不一，外表皮肤颜色不变等。

用法　药 6 味，以适量水煎，汤成去渣，取汁温服，日 1 剂，分 2 次服。

二十一、风肿用方

荆防败毒散治风肿

组方 荆芥 10 克 防风 10 克 羌活 10 克 独活 10 克 柴胡 10 克 前胡 10 克 炒枳壳 10 克 茯苓 10 克 桔梗 10 克 川芎 10 克 生姜 6 克 炙甘草 8 克

治疗 风伤肌肤，阻滞皮里，营卫之气不利而致风肿，症见肌肤浮肿，肿势多从头面部起始，而后蔓延全身，皮肤颜色不变，兼见皮肤瘙痒，或见恶寒发热，脉浮等。

用法 药 12 味，以适量水煎，汤成去渣，取汁温服，日 1 剂，分 2 次服。

二十二、鼓胀用方

内服十枣汤外敷控涎丹治水鼓初起

组方　十枣汤：肥大枣10枚（擘）　炒甘遂　炒芫花　炒大戟各等分

控涎丹：甘遂　大戟　芫花　白芥子各等分

治疗　水邪浸渍，阻遏肺、脾、肾三脏阳气而致三脏功用失常之水鼓初起，症见双眼微肿，人迎脉搏动明显，咳嗽，逐渐出现足胫肿，全身浮肿，腹部肿大如鼓，小便不利等。

用法　（1）十枣汤的服用法：先将3味药研为极细末贮藏备用。每用时取3克药末，以肥大枣煮汤，清晨空腹送下，得快利，米粥自养。

（2）控涎丹4味药研为极细末收贮备用。每用时取药末适量，以醋调和外敷。

胃苓汤合鸡屎醴治气鼓

组方　胃苓汤：苍术10克　茯苓10克　炒白术10克　猪苓10克泽泻10克　川厚朴10克　桂枝10克　甘草5克　广陈皮10克

鸡屎醴：鸡屎醴1000毫升

治疗　气机阻滞，脾不转运之气鼓，症见腹部胀大如鼓，嗳气频作，食欲不振，且食不能暮食，小便不利等。

用法　药9味，以适量水煎，汤成去渣，取汁温服，日1剂，分2

次服。

自拟方治血鼓

组方　当归15克　赤芍15克　莪术6克　三棱6克　虻虫3克
苏木12克　红花9克　炒枳壳5克　广木香5克　甘草6克　竹叶5克
炒白术8克

治疗　水血互结，气滞血瘀之血鼓，症见腹部胀大如鼓，腹壁青筋
暴露，颜色苍黄，食欲不振，小便不利等。

用法　药12味，以适量水煎，汤成去渣，取汁温服，日1剂，分2
次服。

自拟方治虫鼓

组方　槟榔30克　广木香8克　吴茱萸10克　鹤虱10克　使君
子10克　榧子10克　雷丸10克　芜荑10克　萹蓄10克　当归10克

治疗　虫寄于体内，阻滞气机而致虫鼓，症见腹部胀大如鼓，面色
萎黄，多食消瘦等。

用法　药10味，以适量水煎，汤成去渣，取汁温服，日1剂，分2
次服。

二十三、黄疸用方

茵陈五苓散治湿热黄疸

组方　茵陈蒿 15 克　猪苓 10 克　茯苓 10 克　炒白术 10 克　泽泻 10 克　桂枝 10 克

治疗　脾胃湿热，湿重于热之黄疸，症见周身皮肤黄染，两眼发黄，小便不利，腹胀满，口渴，微热等。

用法　药 6 味，以适量水煎，汤成去渣，取汁温服，日 1 剂，分 2 次服。若热势重者，加黄柏 10 克，栀子 10 克。

茵陈蒿汤治脾胃湿热黄疸

组方　茵陈蒿 20 克　栀子 10 克　大黄 10 克

治疗　脾胃湿热，热重于湿之黄疸，症见一身俱黄，面黄，目黄，黄色鲜明，小便黄，大便不爽，腹部微满，口渴，舌苔黄腻，脉沉实等。

用法　药 3 味，以适量水煎，汤成去渣，取汁温服，日 1 剂，分 2 次服。若热势较重者，可加大栀子用量，或加黄柏；热毒重甚者加连翘。

茵陈理中汤治寒湿黄疸

组方　茵陈蒿 15 克　炒白术 10 克　干姜 10 克　炙甘草 8 克　党参 10 克

治疗　寒湿困阻脾阳之黄疸，症见面目发黄，黄色晦暗，腹胀纳少，大便稀薄，四肢不温，苔白，脉沉等。

用法　药 5 味，以适量水煎，汤成去渣，取汁温服，日 1 剂，分 2 次服。

茵陈蒿汤合栀子柏皮汤加味治中毒性黄疸

组方　茵陈蒿 15 克　栀子 10 克　黄柏 10 克　生甘草 10 克　大黄 10 克　水牛角 30 克

治疗　药毒伤损肝脾，聚湿化热而致黄疸，症见身黄，目黄，小便黄，腹胀纳少等。

用法　药 6 味，先将水牛角切薄片，以适量水先煎其 1 小时，除大黄外下余药续煎，汤将成再下大黄微煎，去渣取汁温服，日 1 剂，分 2 次服。

硝石矾石散加味治女劳疸

组方　硝石　枯矾　滑石各等分

治疗　房劳伤肾，瘀血坚结，湿热困脾之女劳疸，症见身黄，额上黑，足下热，傍晚恶寒，小便不利，小腹满急，微汗出，大便稀薄而色黑，尺脉浮等。

用法　药 3 味，共研为细末，收贮备用。每用时，取适量大麦煮粥，调服药末，日 1 剂，分 2 次服。

栀子大黄汤治酒黄疸

组方　栀子 10 克　大黄 10 克　炒枳实 10 克　淡豆豉 10 克

治疗　温热蕴结而致酒黄疸，症见周身皮肤发黄，小便不利，足下热，心烦，不眠，腹满，不能食，口鼻干燥，舌红苔黄等。

用法　药 4 味，以适量水煎，汤成去渣，取汁温服，日 1 剂，分 2 次服。

二十四、痰饮用方

苓桂术甘汤治痰饮

组方　茯苓 12 克　桂枝 10 克　白术 10 克　甘草 6 克

治疗　脾阳不伸，痰饮内停，症见心下有痰饮，气短，起则头晕目眩，小便不利等。

用法　药 4 味，以适量水煎，汤成去渣，取汁温服，日 1 剂，分 2 次服。

小半夏加茯苓汤治水饮停于胸膈

组方　制半夏 10 克　生姜 10 克　茯苓 12 克

治疗　水饮停于胸膈，阻塞气机之痰饮病，症见心下痞满，呕吐，心悸，目眩等。

用法　药 3 味，以适量水煎，汤成去渣，取汁温服，日 1 剂，分 2 次服。

肾气丸治肾虚痰饮

组方　生地 18 克　山茱萸 12 克　山药 12 克　泽泻 10 克　茯苓 10 克　丹皮 10 克　制附片 3 克　肉桂 3 克

治疗　肾虚不化水湿，聚而成痰饮，症见短气，小便不利，腰酸，小腹拘急等。

用法　药 8 味，以适量水煎，汤成去渣，取汁温服，日 1 剂，分 2
次服。

己椒苈黄丸治饮停痰饮

组方　防己 10 克　椒目 10 克　葶苈子 10 克　大黄 10 克
治疗　水饮停于肠间，三焦水道不通，症见腹满，水走肠间，辘辘
有声，口干舌燥，二便不畅等。
用法　药 4 味，以适量水煎，汤成去渣，取汁温服，日 1 剂，分 2
次服。

小青龙汤治支饮

组方　麻黄 10 克　桂枝 10 克　白芍 10 克　炙甘草 10 克　干姜 10
克　细辛 5 克　制半夏 10 克　五味子 10 克
治疗　外感风寒，内引饮邪之支饮，症见寒热，咳嗽，唾白色泡
沫，喘息不得平卧，胸部满闷，面目似肿等。
用法　药 8 味，以适量水煎，汤成去渣，取汁温服，日 1 剂，分 2
次服。

葶苈大枣泻肺汤治饮邪气塞胸肺

组方　葶苈子 10 克（炒令黄）　大枣 4 枚（擘）
治疗　饮邪留结，气塞胸肺，症见无寒热，但见咳嗽，吐白色泡
沫，呼吸不利，胸满等。
用法　药 2 味，以适量水煎，汤成去渣，取汁温服，日 1 剂，分 2
次服。

十枣汤治悬饮病证

组方　芫花3克　甘遂3克　大戟3克　大枣10枚（擘）

治疗　饮邪悬于肝胁部，症见胁下胀痛，呼吸则胁痛而引缺盆亦痛，咳唾尤甚，转侧不便，短气等。

用法　药4味，前3味研为细末，收贮备用。每用时大枣煎汤，调服药末3克，清晨空腹服之。

大青龙汤治溢饮病证

组方　麻黄10克　桂枝10克　杏仁10克　甘草8克　石膏15克生姜10克　大枣4枚（擘）

治疗　溢饮而兼内热，症见发热恶寒，身体疼痛，四肢浮肿，无汗，烦躁，脉浮紧等。

用法　药7味，以适量水煎，汤成去渣，取汁温服，日1剂，分2次服。

小青龙汤治溢饮外感

组方　麻黄10克　桂枝10克　白芍10克　甘草10克　干姜10克　细辛6克　制半夏10克　五味子10克

治疗　饮邪溢于肌肤而外感风寒者，症见身体疼痛，四肢浮肿，恶寒发热，心下有水气，咳嗽等。

用法　药8味，以适量水煎，汤成去渣，取汁温服，日1剂，分2次服。

二十五、咳嗽用方

款菀二陈汤治痰湿咳嗽

组方　法半夏 10 克　陈皮 10 克　茯苓 10 克　炙甘草 10 克　款冬花 10 克　紫菀 10 克

治疗　痰湿停肺咳嗽，症见咳嗽痰多，色白，容易咳出，胸闷，舌苔白，脉弦或缓等。

用法　药 6 味，以适量水煎，汤成去渣，取汁温服，日 1 剂，分 2 次服。

款菀二陈汤加干姜细辛五味子治寒痰咳嗽

组方　法半夏 10 克（打）　陈皮 10 克　茯苓 10 克　炙甘草 10 克　款冬花 10 克　紫菀 10 克　干姜 10 克　细辛 6 克　五味子 8 克

治疗　寒凉之邪内犯伤及肺脾而致寒痰咳嗽，症见怕受寒凉，感则发为咳嗽，痰多呈白色泡沫状，形寒肢冷，食欲不振，舌苔白，脉缓等。

用法　药 9 味，以适量水煎，汤成去渣，取汁温服，日 1 剂，分 2 次服。

款菀二陈汤加厚朴杏仁治咳嗽而喘

组方　法半夏 10 克　陈皮 10 克　茯苓 10 克　炙甘草 10 克　款冬

花10克　紫菀10克　厚朴10克　杏仁10克（去皮尖，炒，打）

治疗　痰湿咳嗽兼喘，症见咳嗽，喘气，不能平卧，吐白色泡沫痰，甚则面目浮肿，食欲不振等。

用法　药8味，以适量水煎，汤成去渣，取汁温服，日1剂，分2次服。

款菀二陈汤加天冬黄芩治燥咳

组方　法半夏10克　陈皮10克　茯苓10克　炙甘草10克　款冬花10克　紫菀10克　天门冬10克　黄芩10克

治疗　痰湿从燥，损津耗液，症见咳嗽，痰黏稠，咽喉作痒，痒即咳，咳而汗出，口微渴，大便干燥难解等。

用法　药8味，以适量水煎，汤成去渣，取汁温服，日1剂，分2次服。

款菀二陈汤加党参白术治气虚夹痰咳嗽

组方　法半夏10克　陈皮10克　茯苓10克　炙甘草10克　款冬花10克　紫菀10克　党参10克　炒白术10克

治疗　气虚夹痰咳嗽，症见咳嗽，有痰，咳即汗出，少气乏力，舌苔白，脉虚等。

用法　药8味，以适量水煎，汤成去渣，取汁温服，日1剂，分2次服。

越婢加半夏汤治肺热咳嗽

组方　炙麻黄10克　石膏20克　炙甘草8克　法半夏10克　生姜6克　红枣4枚（擘）

治疗　肺有郁热，气机不利，症见咳嗽声重，咳痰黄稠，发热口渴，小便黄，舌苔黄，脉浮滑兼数等。

用法　药 6 味，加水适量先煮麻黄，去上沫，纳诸药煎汤，去渣取汁，温服，日 1 剂，分 2 次。

款菀枇杷汤治肺燥咳嗽

组方　枇杷叶 10 克（去毛皮）　桔梗 10 克　款冬花 10 克　紫菀 10 克　沙参 10 克　天门冬 10 克　麦门冬 10 克　霜桑叶 10 克　核桃肉 10 克　炙甘草 10 克

治疗　肺之津亏燥咳，症见咳嗽频频，少痰或无痰，咽喉干燥而痒，口干欲饮等。

用法　药 10 味，以适量水煎，汤成去渣，取汁温服，日 1 剂，分 2 次服。

麻杏二陈汤治凉燥咳嗽

组方　炙麻黄 10 克　杏仁 10 克　法半夏 10 克　陈皮 10 克　茯苓 10 克　炙甘草 10 克

治疗　肺之凉燥咳嗽，症见咳嗽少痰，遇凉则燥加重，咽痒，小便频数，舌苔白，脉浮等。

用法　药 6 味，以适量水煎，汤成去渣，取汁温服，日 1 剂，分 2 次服。

抵当汤加味治瘀血咳嗽

组方　大黄 8 克（酒炒）　莪术 6 克（酒炒）　当归 10 克　丹皮 10 克　穿山甲 8 克　红花 8 克　茯苓 10 克　制半夏 10 克（打）　夜明砂 10 克　牛膝 6 克　桃仁 10 克（去皮尖）

治疗　瘀血留于肺，呼吸之道不利而咳嗽，症见咳逆倚息，不能平卧，咳唾痰涎时带乌红色血，胸胁满闷或刺痛，舌青或有紫斑，脉涩等。

　　用法　药11味，以适量水煎，汤成去渣，取汁温服，日1剂，分2次服。

血府逐瘀汤治瘀血咳嗽

　　组方　当归10克　生地10克　桃仁10克（去皮尖）　红花10克　赤芍10克　川芎5克　柴胡6克　枳壳6克　牛膝10克　桔梗5克　甘草5克

　　治疗　瘀血内停于一侧胁内而致咳嗽，症见时有咳嗽，睡眠只能侧卧一侧，翻身则咳嗽频频而不休，有咳血病史。

　　用法　药11味，以适量水煎，汤成去渣，取汁温服，日1剂，分2次服。

二十六、喘证用方

麻杏石甘汤治肺气失降喘息

组方　炙麻黄 10 克　杏仁 10 克　石膏 20 克（先煎）　炙甘草 6 克

治疗　热邪壅盛于肺，肺气不降而上逆致喘息，症见发热，喘逆上气，汗出，口渴烦闷，甚至身热不退，气急鼻扇等。

用法　药 4 味，以水适量先煎石膏，后入余药再煎，汤成去渣，取汁温服，日 1 剂，分 2 次服。

苏子降气汤加减治痰浊喘息

组方　苏子 10 克　制半夏 10 克　陈皮 10 克　前胡 10 克　厚朴 10 克　沉香 3 克　当归 6 克　炙甘草 8 克

治疗　痰浊壅肺，肺气不利失降而喘息，症见咳嗽喘气，痰中黏腻，胸中满闷，呕恶便秘，舌苔白，脉浮弦等。

用法　药 8 味，以适量水煎，汤成去渣，取汁温服，日 1 剂，分 2 次服。

三子养亲加皂角汤治体虚痰浊喘息

组方　苏子 10 克　白芥子 10 克　莱菔子 10 克　皂荚 3 克

治疗　素体较虚而兼痰浊气逆喘息，症见动则气喘，胸闷，痰咳出后喘则减轻，苔白腻，脉滑等。

用法　药4味，以适量水煎，汤成去渣，取汁温服，日2次。

清燥救肺汤治肺燥喘息

组方：冬桑叶10克　生石膏10克　党参10克　甘草8克　胡麻仁10克　阿胶10克（烊化）　麦门冬10克　杏仁8克（去皮尖，炒，打）　炙枇杷叶10克（去毛）

治疗　肺阳不足，燥热伤肺，肺失清肃润降而气上逆致喘息，症见喘息，胸闷，口燥咽干，舌上少津，肺细无力等。

用法　药9味，以适量水煎，汤成去渣，取汁温服，日1剂，分2次服。

肾气丸治肾不纳气喘息

组方　干地黄25克　山药12克　山萸肉12克　泽泻10克　丹皮10克　茯苓10克　肉桂3克　附子3克

治疗　肾虚不纳气而致喘息，症见喘促日久，呼多吸少，动则喘甚，腰膝酸软，四肢不温，脉虚弱等。

用法　药8味，以适量水煎，汤成去渣，取汁温服，日1剂，分2次服。

真武汤加减治阳虚水泛喘息

组方　炮附片10克　茯苓10克　白术10克　干姜10克　细辛6克　五味子8克　白芍10克

治疗　阳虚水泛，上凌心肺而致喘息，症见咳喘，心悸，吐白色泡沫，四肢不温，小便不利，甚则肢体浮肿，舌质淡胖，脉象沉细等。

用法　药7味，以适量水煎，汤成去渣，取汁温服，日1剂，分2次服。

都气丸治胃虚阴不敛阳喘息

组方 干地黄 25 克 山药 12 克 山茱萸 12 克 泽泻 10 克 丹皮 10 克 茯苓 10 克 五味子 10 克

治疗 肾虚阴不敛阳，气不摄纳而致喘息，症见喘促日久，呼多吸少，动则喘甚，喘则面红，口燥咽干，腰酸，尿黄，脉细弱等。

用法 药 7 味，以适量水煎，汤成去渣，取汁温服，日 1 剂，分 2 次服。

茯苓四逆汤加味治心阳不振喘息

组方 茯苓 10 克 党参 10 克 炮附片 10 克 干姜 10 克 炙甘草 8 克 桂枝 10 克

治疗 心阳不振，鼓动无力而喘息，症见头晕，胸闷气短，甚则喘息，面色白，形寒肢冷，脉细弱等。

用法 药 6 味，以适量水煎，汤成去渣，取汁温服，日 1 剂，分 2 次服。

失笑散加味治瘀血内阻喘息

组方 当归 10 克 川芎 10 克 赤芍 10 克 蒲黄 10 克 五灵脂 10 克 桂枝 10 克 桃仁 10 克 红花 10 克

治疗 瘀血阻滞心阳心络，症见心悸怔忡，胸闷不舒，甚则心痛喘息，舌质紫黯，脉涩等。

用法 药 8 味，以适量水煎，汤成去渣，取汁温服，日 1 剂，分 2 次服。

黑锡丹治阴虚阳脱喘息

组方　金铃子 30 克（蒸去皮核）　　胡芦巴 30 克（酒浸炒）　　附子 30 克（炮去皮脐）　　肉豆蔻 30 克（面裹煨）　　补骨脂 30 克（酒浸炒）　　阳起石 30 克（酒煮 1 日，焙干，研）　　茴香 30 克（舶上者，炒）　　沉香 30 克　木香 30 克　肉桂 15 克　硫黄 60 克（透明者）　黑锡 60 克（去渣）

治疗　肺肾心衰，阴虚阳脱喘息，症见呼吸气急，呼多吸少，烦躁不安，肢冷，出冷汗，脉浮大无根等。

用法　药 12 味，先用黑盏或新铁铫，如常法将黑锡、硫黄放地上去火毒，研令极细末，余药亦研为细末，过筛，将两末一处和匀再研，自朝至暮，以黑光色为度，酒糊丸如梧桐子大，阴干，入布袋内令光莹。每次服用 6 克，温开水送下。

二十七、哮证用方

越婢加半夏汤治气郁化热哮喘

组方　麻黄 12 克　石膏 24 克　生姜 10 克　法半夏 10 克　炙甘草 8 克　红枣 8 枚（擘）

治疗　风寒束肺，气郁化热哮喘，症见咳喘上气，唾白色泡沫，口渴欲饮，目如脱状，烦躁，脉浮大等。

用法　药 6 味，以水适量先煎麻黄，去上沫，后纳诸药再煎，汤成去渣，取汁温服。日 1 剂，分 2 次服。

射干麻黄汤治外寒内饮哮喘

组方　射干 10 克　麻黄 12 克　生姜 10 克　细辛 6 克　紫菀 10 克　款冬花 10 克　法半夏 10 克（打）　五味子 8 克　红枣 3 枚（擘）

治疗　素有痰饮，又外感风寒，寒邪痰饮相激而致哮喘，症见肺胀，喘而上气，唾白色泡沫，喉中有哮鸣声，脉浮等。

用法　药 9 味，以水适量先煎麻黄二沸，去上沫，纳诸药再煮，汤成去渣，取汁温服。日 1 剂，分 2 次服。

小青龙汤治表寒有饮哮喘

组方　麻黄 10 克　桂枝 10 克　白芍 10 克　细辛 6 克　干姜 10 克　五味子 6 克　法半夏 10 克（打）　炙甘草 10 克

治疗 外感寒邪而兼有水饮致哮喘，症见恶寒发热较重，喘息上气，唾白色泡沫，喉中有哮鸣声等。

用法 药8味，以水适量先煮麻黄，去上沫，纳诸药再煎，汤成去渣，取汁温服。日1剂，分2次服。若有烦躁，再加石膏10克。

葶苈大枣泻肺汤治痰浊阻遏哮喘

组方 葶苈子12克（炒至黄色，捣丸） 红枣4枚（擘）

治疗 痰浊阻遏，息道闭塞哮喘，症见咳逆上气，喘鸣迫塞，咳吐白色泡沫，不得平卧，胸部胀满，一身面目浮肿，小便不利等。

用法 药2味，先用水适量煮枣取汁，去枣，再纳入葶苈煎煮，汤成去渣，取汁温服，日1剂，分2次服。

皂角丸治积痰阻肺哮喘

组方 皂荚250克

治疗 积痰阻肺，肺失肃降而致哮喘，症见咳逆上气，时时吐浊涕浓痰，但倚物而坐不得眠卧等。

用法 药1味，研为细末，过筛，炼蜜为丸如梧桐子大，以枣和汤服3丸，日3夜1服。

二十八、胸痹用方

瓜蒌薤白白酒汤加味治痰阻胸痹

组方　薤白 10 克　厚朴 10 克　瓜蒌实 1 枚　陈皮 10 克　桂枝 10 克　白酒 10 克

治疗　痰浊阻于胸肺，胸阳不振，气机不利致胸痹，症见胸背疼痛，咳嗽，呼吸气短，喘息，唾涎，寸脉沉迟，关脉小紧等。

用法　药 6 味，以适量水煎，汤成去渣，取汁温服，日 1 剂，分 2 次服。若兼失眠者，加法半夏 10 克。

瓜蒌薤白白酒汤合茯苓杏仁甘草汤
治三焦气机阻塞胸痹

组方：薤白 10 克　白酒 10 克　瓜蒌实 1 枚　茯苓 10 克　甘草 8 克　杏仁 10 克（去皮尖，炒，打）

治疗　上焦阳气不振，中下焦痰饮上逆，痹塞而致胸痹，症见胸中痹塞疼痛，咳嗽，呼吸喘促，气短，心悸，寸脉沉退，关脉小紧等。

用法　药 6 味，以适量水煎，汤成去渣，取汁温服，日 1 剂，分 2 次服。

下瘀血汤加味治血瘀胸痹

组方　大黄 10 克　桃仁 10 克　制香附 10 克　䗪虫 10 克（炒去

足）

治疗　血瘀胸痹，症见胸部烦闷胀满，且有腹满感，口燥不渴，口唇舌痿不泽等。

用法　药4味，以适量水煎，汤成去渣，取汁温服，日1剂，分2次服。

理中汤加味治阳虚胸痹

组方　党参10克　干姜10克　炒白术10克　桂枝10克　炙甘草10克

治疗　胸阳不足，阳虚胸痹，症见胸背疼痛胀满，气短，咳嗽气喘，手足不温，大便稀溏，舌淡苔白，脉象迟缓等。

用法　药5味，以适量水煎，汤成去渣，取汁温服，日1剂，分2次服。

二十九、心痛用方

失笑散加味治瘀血阻滞心痛

组方　五灵脂 10 克　丹参 10 克　川芎 8 克　生蒲黄 10 克　红花 10 克　桂枝 8 克

治疗　心血瘀阻之心痛，症见胸口刺痛，甚至痛连胸胁，按之不舒，舌质紫斑，脉涩等。

用法　药 6 味，以适量水煎，汤成去渣，取汁温服，日 1 剂，分 2 次服。

乌头赤石脂丸治阴寒痼结心痛

组方　蜀椒 30 克　干姜 30 克　制乌头 5 克　制附片 15 克　赤石脂 30 克

治疗　阴寒痼结，阳气不用之心痛，症见心痛彻背，背痛彻心，畏寒喜温，四肢厥冷，面青汗出，脉沉紧等。

用法　药 5 味，研为细末，炼蜜为丸如梧桐子大，收贮备用。每用时取 1 丸，温开水送下，日 3 服。

三十、心悸用方

五味异功散合茯神丸为汤治心气虚弱心悸

组方　党参 10 克　茯苓 10 克　炙甘草 10 克　茯神 10 克　远志 10 克　炒白术 10 克　陈皮 10 克　菖蒲 10 克

治疗　心气不足之心悸，症见心悸不宁，少气懒言，倦怠乏力，脉虚弱等。

用法　药 8 味，以适量水煎，汤成去渣，取汁温服，日 1 剂，分 2 次服。

人参养荣汤治心营虚弱心悸

组方　党参 10 克　茯苓 10 克　炒白术 10 克　熟地黄 10 克　肉桂 6 克　炙黄芪 10 克　当归 10 克　白芍 10 克　五味子 10 克　远志 10 克　陈皮 10 克　炙甘草 10 克　生姜 5 克　大枣 3 枚（擘）

治疗　心营亏虚之心悸，症见心悸，烦躁，呼吸气短，咽干唇燥，口渴等。

用法　药 14 味，以适量水煎，汤成去渣，取汁温服，日 1 剂，分 2 次服。

天王补心丹治心血不足心悸

组方　党参 10 克　五味子 15 克　天门冬 15 克　玄参 10 克　麦门

冬 15 克　柏子仁 15 克　丹参 10 克　炒酸枣仁 15 克　生地 20 克　茯苓 10 克　远志肉 10 克　桔梗 10 克　当归 15 克

　　治疗　心血不足，虚火内扰心悸，症见心悸，心烦，失眠，健忘，精神倦怠，大便干燥，舌红少苔，脉数等。

　　用法　药 13 味，共研为极细末，炼蜜为丸，外以辰砂为衣，每丸约重 10 克，收贮备用。每用时取 1 丸，温开水送下，日 1 剂，分 2 次服。

归脾汤治心脾两虚心悸

　　组方　党参 10 克　龙眼肉 10 克　炒白术 10 克　黄芪 10 克　炒酸枣仁 10 克　炙甘草 8 克　茯神 10 克　广木香 5 克　远志肉 10 克　当归 10 克　大枣 2 枚（擘）　生姜 5 克

　　治疗　心脾两虚心悸，症见心悸，失眠，健忘，发热，盗汗，肢体倦怠，食少等。

　　用法　药 12 味，以适量水煎，汤成去渣，取汁温服，日 1 剂，分 2 次服。

桃红四物汤合失笑散加味治血瘀心悸

　　组方　生地黄 10 克　当归 10 克　五灵脂 10 克　赤芍 10 克　川芎 10 克　制香附 10 克　桃仁 10 克（去皮尖，打）　红花 10 克　大黄 10 克　蒲黄 10 克　琥珀 2 克（研末，冲服）

　　治疗　气血瘀滞之心悸，症见心悸，气短，胸闷，口干舌燥，舌质黯或有青紫色瘀斑，脉涩等。

　　用法　药 11 味，除琥珀末外，余药以适量水煎，汤成去渣取汁，冲琥珀末服，日 1 剂，分 2 次服。

桃红四物汤加味治血瘀络脉心悸

组方　生地 10 克　当归 10 克　制香附 10 克　川芎 10 克　赤芍 10 克　红花 10 克　桃仁 10 克（去皮尖，打）

治疗　瘀血阻滞络脉之心悸，症见心悸，胸闷，妇女或见痛经，脉代等。

用法　药 7 味，以适量水煎，汤成去渣，取汁温服，日 1 剂，分 2 次服。

苓桂术甘汤加味治痰饮内停心悸

组方　桂枝 10 克　茯苓 10 克　白术 10 克　甘草 8 克　生姜 10 克

治疗　痰饮内停心悸，症见心悸，气短，心下逆满，头目眩晕，口不渴，小便不利等。

用法　药 5 味，以适量水煎，汤成去渣，取汁温服，日 1 剂，分 2 次服。

真武汤治肾气不化饮停心悸

组方　茯苓 10 克　白芍 10 克　炒白术 10 克　生姜 10 克　熟附片 10 克

治疗　肾阳不化，饮邪凌心之心悸，症见心悸，四肢不温，头目眩晕，小便不利，恶寒，腹痛，脉沉迟，或见下利等。

用法　药 5 味，以适量水煎，汤成去渣，取汁温服，日 1 剂，分 2 次服。若下利者，去白芍加干姜 10 克。

半夏麻黄丸治阳郁水停心悸

组方　法半夏　麻黄各等分

治疗 阳气郁阻，水停心下之心悸，症见心悸，无汗，失眠，舌苔白滑或白腻，脉浮紧等。

用法 药2味，共研为极细末，炼蜜为丸如小豆大。每服3丸，温开水送下，日1剂，分2次服。

五苓散治膀胱气化不行饮停心悸

组方 猪苓10克 茯苓10克 炒白术10克 泽泻10克 桂枝10克

治疗 膀胱气化不利，水饮内停而心悸，症见心悸，小便不利，渴欲饮水，或兼见头目眩晕等。

用法 药5味，以适量水煎，汤成去渣，取汁温服，日1剂，分2次服。

温胆汤治胆腑痰热上扰心悸

组方 法半夏10克 茯苓10克 陈皮10克 炒枳实10克 炙甘草8克 竹茹15克

治疗 胆腑痰热上扰，胃失和降之心悸，症见心悸，头目眩晕，口苦，恶心，或呕吐涎沫，虚烦不眠等。

用法 药6味，以适量水煎，汤成去渣，取汁温服，日1剂，分2次服。

小青龙汤治外寒内饮心悸

组方 麻黄10克 白芍10克 法半夏10克 细辛6克 干姜10克 炙甘草8克 桂枝10克 五味子10克

治疗 外感风寒，内停水饮之心悸，症见心悸，恶寒发热，无汗，咳嗽，痰清稀，喘息等。

用法 药8味，以适量水煎，汤成去渣，取汁温服，日1剂，分2次服。

三才汤加味治妇科术后心悸

组方　党参 10 克　天门冬 10 克　麦门冬 10 克　生地黄 10 克　地骨皮 10 克　五味子 8 克　丹皮 10 克　陈皮 8 克　生牡蛎 15 克　当归 10 克　竹叶 8 克　小麦 15 克

治疗　手术创伤伤阴，阴虚阳浮之心悸，症见心悸，心烦，失眠，头面部烘热，咽喉干燥疼痛，口渴喜饮，脉细等。

用法　药 12 味，以适量水先煎生牡蛎，后下余药再煎，去渣取汁，温服，日 1 剂，分 2 次服。

三十一、失眠用方

天王补心丹治虚证失眠

组方　党参 10 克　玄参 10 克　丹参 10 克　茯苓 10 克　五味子 8 克　远志 10 克　桔梗 8 克　当归 12 克　天冬 12 克　麦冬 12 克　柏子仁 12 克　炒枣仁 12 克　生地黄 15 克

治疗　心阴亏虚之失眠，症见难以入睡，心悸不安，手足心热，口燥咽干等。

用法　药 13 味，以适量水煎，汤成去渣，取汁温服，日 1 剂，分 2 次服。

酸枣仁汤治肝血不足失眠

组方　炒枣仁 15 克　知母 10 克　茯苓 6 克　川芎 6 克　甘草 6 克

治疗　肝血不足，虚火上扰之失眠，症见虚烦不眠，心悸，头昏，口咽干燥等。

用法　药 5 味，以适量水煎，汤成去渣，取汁温服，日 1 剂，分 2 次服。

黄连阿胶汤合交泰丸治心肾不交失眠

组方　黄连 10 克　黄芩 10 克　肉桂 3 克　芍药 10 克　阿胶 10 克（烊化）　鸡子黄 1 枚

治疗　心肾不交之失眠，症见难以入寐，甚至彻夜不眠，头晕耳鸣，五心烦热，腰膝酸软等。

用法　药6味，以适量水先煎前4味，汤成去渣取汁，纳入阿胶于药汁中烊化，稍冷，纳鸡子黄搅匀，日1剂，分2次，温服。

归脾汤治心脾两虚失眠

组方　党参10克　炒白术10克　茯神10克　炙黄芪10克　木香3克　当归10克　远志3克　龙眼肉10克　炒枣仁10克（打）　炙甘草8克　生姜5片　红枣3枚（擘）

治疗　心脾两亏，气血两虚之失眠，症见失眠，多梦易醒，面色少华，身体倦怠，少气懒言，食少便溏等。

用法　药12味，以适量水煎，汤成去渣，取汁温服，日1剂，分2次服。

朱砂安神丸治实证失眠

组方　黄连10克　生地10克　当归10克　炙甘草6克　朱砂3克（水飞）

治疗　烦劳伤心，心血亏虚，心火偏盛之失眠，症见失眠多梦，胸中烦热，心悸，口渴，舌尖红，脉细数有力等。

用法　药5味，将前4味共研捣为细末，水泛为丸，如黍米大，朱砂裹衣。睡前温开水送服，每次服6～10克。朱砂可用龙齿替代。

朱砂安神丸合栀子豉汤治热病后期失眠

组方　黄连10克　生地10克　当归10克　龙齿15克　栀子10克　豆豉10克　炙甘草6克

治疗　热病后期，余热扰心致失眠，症见心中懊憹、失眠多梦等。

用法　药7味，以适量水煎汤，去渣取汁，日1剂，分2次服。

平胃散加味治食滞失眠

组方　苍术 10 克　陈皮 10 克　厚朴 10 克　甘草 8 克　山楂 10 克　麦芽 10 克　神曲 15 克　莱菔子 10 克　生姜 3 克

治疗　食滞于胃，卫气独行于阳而不得入阴，症见睡卧不安，难于入眠，脘腹胀满，嗳气吞酸等。

用法　药 9 味，以适量水煎煮，汤成去渣，取汁温服，日 1 剂，分 2 次服。

桃红四物汤加减治瘀血失眠

组方　当归 10 克　赤芍 10 克　川芎 10 克　桃仁 10 克　红花 10 克　琥珀 3 克（研末冲服）

治疗　血凝瘀滞肝经致失眠，症见睡卧不宁，多梦易醒，口干不欲饮，大便色黑，舌有瘀斑，脉涩或沉迟等。

用法　药 6 味，以适量水先煮前 5 味，汤成去渣取汁，入琥珀末，温服。日 1 剂，分 2 次服。

二陈汤加牡蛎治痰饮失眠

组方　制半夏 10 克　陈皮 10 克　茯苓 10 克　炙甘草 10 克　牡蛎 15 克

治疗　痰饮内阻，阴阳不相交通致失眠，症见睡卧不宁，多梦易醒，胸闷多痰，舌苔厚腻等。

用法　药 5 味，以水适量煎汤，去渣取汁温服，日 1 剂，分 2 次服。若痰郁日久化热而见烦躁易惊者，可用温胆汤：制半夏 10 克，陈皮 10 克，茯苓 10 克，炙甘草 10 克，竹茹 10 克　枳实 10 克。

三十二、善欠用方

小柴胡汤治热病后阳气郁陷善欠

组方　柴胡 15 克　黄芩 10 克　法半夏 10 克　党参 10 克　甘草 10 克　生姜 8 克　红枣 4 枚（擘）

治疗　病后或久病阳气郁遏而致善欠，症见头晕目眩，口苦咽干，形容消瘦，频频欠伸，舌质红，脉细数等。

用法　药 7 味，以适量水煎，汤成去渣，取汁温服，日 1 剂，分 2 次服。

甘麦大枣汤加味治脏躁善欠

组方　炙甘草 10 克　小麦 15 克　红枣 4 枚（擘）　当归 10 克　熟地黄 10 克　党参 10 克　远志 10 克　茯神 10 克　炒枣仁 10 克

治疗　脏躁善欠，症见时时欠伸，精神不振，烦躁失眠，坐卧不安，甚至悲喜无常，重语健忘等。脏躁多见于妇女患者。

用法　药 9 味，以适量水煎，汤成去渣，取汁温服，日 1 剂，分 2 次服。

温胆汤治痰郁气滞善欠

组方　制半夏 10 克　陈皮 10 克　茯苓 10 克　甘草 6 克　竹茹 15 克　枳实 10 克

治疗　痰郁气滞，阴阳失调之善欠，症见频频呵欠，头晕心悸，胸脘痞闷，疲惫气短等。

用法　药6味，以适量水煎，汤成去渣，取汁温服，日1剂，分2次服。

三十三、消渴用方

白虎加人参汤治上消消渴

组方　石膏 30 克（打）　　知母 10 克　党参 10 克　炙甘草 6 克
粳米 15 克

治疗　热伤肺阳，津亏液耗，症见燥热，口渴引饮，小便频数而黄，舌红苔黄，脉数等。

用法　药 5 味，加水适量，煮至米熟，汤成去渣，日 1 剂，分 2 次，温服。

三一承气汤治中消消渴

组方　大黄 10 克　芒硝 10 克（烊化）　　炒枳壳 10 克　厚朴 10 克
炙甘草 8 克

治疗　胃火炽盛，津伤燥热，症见消谷善饥，形体消瘦，大便秘结，舌苔黄燥，脉滑有力等。

用法　药 5 味，除芒硝外，余药加水适量煎煮，汤成去渣取汁，纳入芒硝于药汁中烊化，温服。日 1 剂，分 2 次服。

六味地黄汤加味治下消消渴

组方　生地黄 24 克　山萸肉 12 克　山药 12 克　茯苓 12 克　泽泻
12 克　丹皮 10 克　麦冬 10 克　五味子 6 克　天花粉 20 克

治疗　肾阴亏虚，阳郁化热，症见口干舌燥，口渴引饮，腰膝酸软，小便频数色黄，舌红苔薄黄，脉细弱等。

用法　药9味，以水适量煎煮，汤成去渣，取汁温服。日1剂，分2次服。

肾气丸治肾气虚弱消渴

组方　生地黄24克　山萸肉12克　山药10克　茯苓10克　泽泻10克　丹皮10克　肉桂3克　炮附子3克

治疗　肾气亏虚之下消消渴病，症见小便频数，量多色白，或尿如膏脂，口渴，腰酸，舌苔薄，脉虚等。

用法　药8味，以水适量煎煮，汤成去渣，取汁温服。日1剂，分2次服。

文蛤散治津伤肾虚消渴

组方　文蛤15克

治疗　津伤肾虚之消渴病，症见口燥咽干，口渴引饮，小便频数短赤，苔薄等。

用法　药1味，捣为细末，加水煮沸，连汤饮下，日1剂。

《千金》渴利方治脾燥肾虚消渴

组方　地骨皮15克　竹叶10克　花粉10克　麦门冬12克　茯苓12克　小麦12克　甘草10克　红枣10枚（擘）　生姜10克

治疗　燥热伤脾，脾弱肾虚，症见口渴引饮，小便频数清长，疲乏无力，不思饮食等。

用法　药9味，以适量水煎煮，汤成去渣，取汁温服。日1剂，分2次服。

自拟方治血热消渴

组方　山药 30 克　花粉 30 克　金银花 30 克　生地 15 克　赤芍 10 克　槐花 10 克

治疗　血热伤津，津亏不营，症见口渴引饮，消谷善肌，小便频数，身体消瘦，疲乏无力，或兼有皮肤瘙痒，疮痈等。

用法　药 6 味，以适量水煎煮，汤成去渣，取汁温服。日 1 剂，分 2 次服。

当归龙荟丸治肝郁化火消渴

组方　当归 30 克　龙胆草 30 克　芦荟 15 克　青黛 15 克　栀子 30 克　黄连 30 克　黄柏 30 克　黄芩 30 克　大黄 15 克　木香 6 克　麝香 1.5 克

治疗　肝郁化火，火燥津亏，症见口渴欲饮，燥热多汗，心悸烦躁，手指震颤，消谷善饥，形体消瘦等。

用法　药 11 味，共捣研为极细末，炼蜜为丸如绿豆大。每服 6 克，每日服 3 次，温开水送下。

自拟散方治蛔虫消渴

组方　苦楝根白皮 30 克　麝香少许

治疗　蛔虫内扰，肝郁生风、生燥，症见口渴引饮，小便频数，腹痛时作，饥不欲食，食则吐蛔，形体消瘦等。

用法　药 2 味，共研为细末，为丸。内服，每服 6 克，温开水送下。

三十四、热淋用方

五淋散加味治湿热淋证

组方　当归 10 克　白芍 10 克　赤茯苓 10 克　栀子 10 克　滑石 10 克　车前子 10 克　泽泻 10 克　甘草梢 10 克

治疗　湿热蕴结膀胱，伤津伤液，症见小便频数急迫，滴沥涩痛，尿短黄赤；或兼发热，口渴，大便秘结，舌红，苔黄腻，脉数等。

用法　药 8 味，以适量水煎煮，汤成去渣，取汁温服，日 1 剂，分 2 次服。

五淋散合猪苓汤治湿热伤阴淋证

组方　当归 10 克　白芍 10 克　赤茯苓 10 克　栀子 10 克　猪苓 10 克　甘草梢 10 克　泽泻 10 克　滑石 10 克　阿胶 10 克（烊化）

治疗　湿热久郁，化燥伤阴伤液，症见小便频数，滴沥涩痛，尿短黄赤，心烦，口渴，失眠等。

用法　药 9 味，以适量水先煎前 8 味，汤成去渣取汁，纳阿胶于药汁中烊化，温服，日 1 剂，分 2 次服。

三十五、血淋用方

导赤散加减治湿热血淋

组方 生地黄15克 木通10克 白茅根10克 小蓟10克 丹皮10克 车前子10克 赤芍10克 泽泻10克 甘草梢10克

治疗 湿热蓄积膀胱伤及络脉，症见小便滴沥涩痛，尿血，血色紫红，小腹疼痛胀急，舌苔黄，脉数有力等。

用法 药9味，以适量水煎，汤成去渣，取汁温服，日1剂，分2次服。

六味地黄汤加味治阴虚火动血淋

组方 生地黄24克 山药12克 山茱萸12克 茯苓10克 泽泻10克 蒲黄10克 丹皮10克 阿胶10克（烊化） 滑石10克 黄柏10克

治疗 肝肾阴虚，虚火内动，症见尿血淡红，小便滴沥涩痛不甚；或兼见腰膝酸软，头晕耳鸣，脉虚数等。

用法 药10味，以水先煎9味，汤成去渣取汁，纳阿胶于药汁中烊化，温服，日1剂，分2次服。

三十六、石淋用方

五苓散加味治气化不利石淋

组方　猪苓 10 克　茯苓 10 克　炒白术 10 克　泽泻 10 克　桂枝 10 克　海金沙 30 克　滑石 10 克　萹蓄 10 克　金钱草 30 克　车前子 10 克　鸡内金 10 克（焙）

治疗　膀胱气化不利，砂石内结，症见排尿时突然中断，尿道中疼痛，小腹胀急；或小便滴沥涩痛，尿中夹砂而出等。

用法　药 11 味，以适量水煎，汤成去渣，取汁温服，日 1 剂，分 2 次服。

猪苓汤加味治郁热伤阴石淋

组方　猪苓 10 克　茯苓 10 克　海金沙 30 克　泽泻 10 克　滑石 10 克　金钱草 30 克　萹蓄 10 克　车前子 10 克　鸡内金 10 克（焙）　阿胶 10 克（烊化）

治疗　水热互结，郁热伤阴，症见小便滴沥涩痛，甚至点滴难出，少腹胀满疼痛，尿血，兼见心烦，口渴，不眠等。

用法　药 10 味，以适量水，先煎前 9 味，汤成去渣取汁，纳阿胶于药汁中烊化，温服，日 1 剂，分 2 次服。

肾气丸加味治肾气亏虚石淋

组方　生地黄 24 克　山药 12 克　山茱萸 12 克　茯苓 10 克　泽泻 10 克　制附片 3 克　肉桂 3 克　丹皮 10 克　海金沙 30 克　金钱草 30 克　鸡内金 10 克（焙）

治疗　肾虚不化，久结砂石，症见小便不利，滴沥涩痛，尿色淡黄，腰膝酸软疼痛等。

用法　药 11 味，以适量水煎，汤成去渣，取汁温服，日 1 剂，分 2 次服。

三十七、癃闭用方

猪苓汤治热邪伤阴癃闭

组方 猪苓 10 克 茯苓 10 克 泽泻 10 克 滑石 10 克 阿胶 10 克（烊化）

治疗 热邪伤阴，阳虚水停，症见小便不利或癃闭不通，口渴欲饮，心烦，脉浮等。

用法 药 5 味，以水先煎前 4 味，汤成去渣取汁，纳阿胶于药汁中烊化，温服，日 1 剂，分 2 次服。

左归饮加味治肾阴亏虚癃闭

组方 熟地黄 10 克 山药 10 克 山茱萸 10 克 枸杞 10 克 茯苓 10 克 车前子 15 克 炙甘草 8 克

治疗 肾阴亏虚，气化失职，症见小便不利，腰膝酸软，口舌干燥等。

用法 药 7 味，以适量水煎，汤成去渣，取汁温服，日 1 剂，分 2 次服。

通关丸改汤治相火偏亢癃闭

组方 黄柏 30 克 知母 30 克 肉桂 3 克

治疗 相火内郁，肾不化气，症见小便点滴不通，小腹满急，心烦，口渴欲饮等。

　　用法　药3味，以适量水煎，汤成去渣，取汁温服，日1剂，分2次服。

瓜蒌瞿麦丸改汤治肾不化气癃闭

　　组方　茯苓10克　山药10克　瓜蒌根10克　瞿麦10克　制附子8克

　　治疗　水湿内停，肾不化气，症见小便不利或癃闭不通，口渴，肠鸣，四肢不温，脉沉等。

　　用法　药5味，以适量水煎，汤成去渣，取汁温服，日1剂，分2次服。

三十八、浊证用方

萆薢分清饮治湿盛尿浊

组方　萆薢 10 克　石菖蒲 10 克　乌药 10 克　益智仁 10 克　茯苓 10 克　甘草梢 6 克　食盐 2 克

治疗　湿浊下注膀胱，症见小便混浊不清，排尿不爽，或尿液有米泔样沉淀物，并兼有胸脘痞闷，大便不畅，舌苔腻等。

用法　药 7 味，以适量水煎，汤成去渣，取汁温服，日 1 剂，分 2 次服。

知柏地黄汤加味治肾亏精浊

组方　生地黄 10 克　山萸肉 10 克　山药 10 克　茯苓 10 克　泽泻 10 克　丹皮 10 克　芡实 10 克　菟丝子 10 克　黄柏 10 克　知母 10 克

治疗　肾阴亏虚，热熏膀胱，症见排尿时有灼热感，尿液不清，小便色黄，或尿后有浊物流出，伴夜寐不安，五心烦热，遗精，口干，脉细等。

用法　药 10 味，以适量水煎，汤成去渣，取汁温服，日 1 剂，分 2 次服。

金匮肾气丸加味治肾气虚衰精浊

组方　熟地黄 15 克　山萸肉 12 克　山药 12 克　茯苓 10 克　泽泻

10 克　丹皮 10 克　肉桂 3 克　制附子 3 克　补骨脂 10 克　莲须 10 克
金樱子 10 克

　　治疗　肾气虚衰，肾精不固，症见小便清长或频数，尿后有白色黏
液流出，常伴有头昏目眩，腰膝酸软，畏寒肢冷，遗精滑泄，脉虚等。

　　用法　药 11 味，以适量水煎，汤成去渣，取汁温服，日 1 剂，分 2
次服。

三十九、遗精用方

知柏地黄丸合封髓丹治肾阴不足遗精

组方 熟地黄 24 克 山药 12 克 山茱萸 12 克 泽泻 10 克 茯苓 10 克 粉丹皮 10 克 知母 10 克 黄柏 10 克 炙甘草 8 克 砂仁 4 克

治疗 肾阴不足，相火内扰，症见遗精，腰膝酸软，头晕目眩，耳鸣耳聋，口干舌燥，尿黄等。

用法 药 10 味，以适量水煎，汤成去渣，取汁温服，日 1 剂，分 2 次服。

肾气丸加味治肾气虚弱遗精

组方 生地黄 20 克 山药 12 克 山茱萸 12 克 茯苓 10 克 泽泻 10 克 制附片 3 克 丹皮 10 克 肉桂 3 克 菟丝子 15 克 芡实 10 克

治疗 肾气虚弱，精关不固，症见遗精，腰脚软弱且脚部有冷感，小便不利，尺脉弱等。

用法 药 10 味，以适量水煎，汤成去渣，取汁温服，日 1 剂，分 2 次服。

小建中汤加味治风邪内扰遗精

组方 党参 10 克 桂枝 10 克 炙甘草 8 克 白芍 10 克 生姜 10 克 大枣 4 枚（擘） 饴糖 30 克（烊化）

治疗　中气虚损，风邪内扰，症见梦中遗精，腹里拘急疼痛，心悸，手足烦扰，脉弦等。

用法　药7味，以适量水，先煎前6味，待水减半，去渣取汁，纳饴糖于药汁中烊化，搅匀温服，日1剂，分2次服。

桂枝加龙骨牡蛎汤治肝风扰动遗精

组方　桂枝10克　白芍10克　炙甘草8克　生姜10克　大枣4枚（擘）　煅龙骨15克　煅牡蛎10克

治疗　肝风内动，精关失固，症见梦中遗精，肢体倦怠，手足烦扰，目视昏糊，脉微紧等。

用法　药7味，以适量水煎，汤成去渣，取汁温服，日1剂，分2次服。

天雄散改汤加味治精关不固滑精

组方　熟附片10克　炒白术12克　桂枝10克　煅龙骨15克　巴戟天10克　肉苁蓉10克　菟丝子15克　覆盆子10克

治疗　精关不固，肾精滑泄，症见滑精，阴头寒，小腹拘急不舒，腰酸腿软，头发脱落，目视昏糊，脉虚而迟等。

用法　药8味，以适量水煎，汤成去渣，取汁温服，日1剂，分2次服。若兼虚甚者，加鹿茸3克，研末冲服。

龙胆泻肝汤治肝经湿热遗精

组方　黄芩10克　栀子10克　龙胆草10克　泽泻10克　木通10克　车前子10克　当归10克　柴胡10克　生甘草8克　生地10克

治疗　肝经湿热遗精，症见梦遗频作，精随梦泄，口渴，口苦，头上生疮，小便黄赤，舌苔黄腻，脉濡数等。

用法　药10味，以适量水煎，汤成去渣，取汁温服，日1剂，分2次服。

四十、男性不育用方

斑龙二至丸治肾精不足不育

组方　鹿角胶 80 克　鹿角霜 80 克　菟丝子 80 克　柏子仁 80 克　熟地黄 80 克　肉苁蓉 80 克　阳起石 60 克　制附片 60 克　女贞子 80 克　旱莲草 80 克

治疗　肾精不足不育，症见婚久不育，腰膝酸软无力，头昏，耳鸣，头发枯槁不荣等。

用法　药 10 味，将鹿角胶入白酒中炖化，余药研为细末，过筛，与酒胶拌合为丸，如梧桐子大备用。每日早晚各取 1 丸，以淡盐汤送下。

当归生姜羊肉汤加附片治肾精清冷不育

组方　当归 10 克　生姜 15 克　羊肉 30 克（切）　制附片 10 克

治疗　肾精清冷不育，症见婚久不育，其精清如水，冷如冰铁等。

用法　药 4 味，以适量水煎，待羊肉炖至极烂，去当归等 3 味药，取汤温服，日 1 剂，分 3 次服。

四十一、疝气用方

二陈汤加味治狐疝

组方　法半夏 10 克　陈皮 10 克　茯苓 10 克　炙甘草 8 克　桂枝 10 克　广木香 6 克　木通 10 克　吴茱萸 10 克　小茴香 10 克　橘核 10 克

治疗　狐疝，症见阴囊偏而肿大，时时上下，卧则入于小腹，行立则出于小腹而下坠入阴囊，有重坠感，小便色黄等。

用法　药 10 味，以适量水煎，汤成去渣，取汁温服，日 1 剂，分 2 次服。

逍遥散加味治气疝

组方　柴胡 10 克　白芍 10 克　炒白术 10 克　当归 10 克　茯苓 10 克　炙甘草 8 克　薄荷 3 克　生姜 3 克　荔枝核 10 克　青皮 10 克　川楝子 10 克

治疗　肝郁气疝，症见阴囊胀痛，控引腰部，每于号哭忿怒则发作，罢则气散等。

用法　药 11 味，以适量水煎，汤成去渣，取汁温服，日 1 剂，分 3 次服。

橘核丸加减治疝

组方　橘核 60 克　川楝子 60 克　广木香 30 克　桂枝 60 克　延胡索 60 克　木通 50 克　海藻 60 克　昆布 60 克　乳香 50 克　红花 50 克　川芎 50 克　没药 50 克　槟榔 50 克　桃仁 60 克（去皮尖，炒，打）

治疗　气滞血瘀之疝，症见阴囊肿大，如斗如升，其皮肤糙硬，不痛不痒等。

用法　药 14 味，共研为细末，酒泛为丸如绿豆大。每服 10 克，盐汤送下，日服 3 次。

天台乌药散治小肠疝气

组方　乌药 15 克　良姜 15 克　广木香 10 克　青皮 15 克　槟榔 15克　川楝子 10 枚　巴豆 70 粒　小茴香 15 克（盐炒）

治疗　寒结小肠，气郁不通，症见小肠痛且下引睾丸，后控腰背，下入脐腹，甚则上入心胸等。

用法　药 8 味，将巴豆微破，同川楝子用麸皮炒至黑色，除去巴豆及麸皮，只用川楝子，同余药共研细末，过筛，瓶装盖封。每服 3 克，酒送下，1 日 2 次。

四十二、睾丸胀痛用方

二陈汤加味治睾丸胀痛

组方　茯苓 10 克　陈皮 10 克　法半夏 10 克　青皮 10 克　橘核 10 克　荔枝核 10 克　小茴香 10 克　炙甘草 10 克

治疗　痰浊内停，肝郁气滞，症见睾丸胀痛，或坠痛或坠胀疼痛，或肿痛等。

用法　药 8 味，以适量水煎，汤成去渣，取汁温服，日 1 剂，分 2 次服。若兼尿黄、口苦者，加川楝子 10 克，延胡索 10 克。

四十三、大便秘结用方

大承气汤治燥热便秘

组方　大黄 10 克　厚朴 10 克　炒枳实 10 克　芒硝 15 克（烊化）

治疗　燥屎内结，腑气不通，症见大便秘结，腹部胀满，终日不减，按之疼痛，食则胀甚，苔黄，脉实等。

用法　药 4 味，以适量水先煎 2 味，后下大黄微煎去渣取汁，纳芒硝于药汁中烊化，搅匀温服，日 1 剂，分 2 次服。

大柴胡汤治湿热壅遏便秘

组方　柴胡 10 克　黄芩 10 克　法半夏 10 克　白芍 10 克　生姜 8 克　炒枳实 10 克　大枣 3 枚（擘）　大黄 10 克

治疗　湿热壅遏胆胃，症见大便燥结，心下胀满急痛，拒按，甚至痛连胁下，恶心，甚则呕吐苦汁，苔黄腻，脉沉弦等。

用法　药 8 味，以适量水先煎 7 物，汤将成，再加入大黄微煎，去渣取汁温服，日 1 剂，分 2 次服。

半硫丸治寒积便秘

组方　法半夏　硫黄各等分　生姜汁适量

治疗　阴寒内结，肾阳阻滞，症见大便秘结，肢冷，小腹不温等。

用法　药 3 味，先将半夏、硫黄共研为极细末，再加适量生姜汁及凉开水调和，做丸如绿豆大，收贮备用。每服 10 克，温开水送下。

大黄附子汤治寒实内结便秘

组方　大黄 10 克　细辛 6 克　制附片 10 克

治疗　寒实内结，气滞不行，症见大便秘结，胁下偏痛，脉弦紧等。

用法　药 3 味，以适量水煎，汤成去渣，取汁温服，日 1 剂，分 2 次服。

三物备急丸治寒实气阻便秘

组方　大黄、干姜、巴豆霜各等分

治疗　寒实内结，腑气不通，症见大便秘结不通，心腹胀痛，痛如椎刺，肢冷等。

用法　药 3 味，先将大黄、干姜共研为极细末，再入巴豆霜捣研均匀，炼蜜为丸如黄豆大，收贮备用。每服 3～4 丸，温开水送下。

麻子仁丸治脾约便秘

组方　麻仁 50 克　白芍 30 克　炒枳实 50 克　大黄 50 克　厚朴 30 克　杏仁 30 克（去皮尖，炒，打）

治疗　胃强脾弱，津少失润，症见大便秘结，小便数多，趺阳脉浮涩等。

用法　药 6 味，共研为极细末，炼蜜为丸如梧桐子大，收贮备用。每用时取药丸 10 克，温开水送下。

玉烛散治血虚燥结便秘

组方　当归 10 克　白芍 10 克　炙甘草 8 克　生地 10 克　川芎 8

克　大黄 10 克　芒硝 10 克

治疗　阴血不足，失于濡润，症见便秘，口干，腹满拒按，面色白，唇淡，心悸等。

用法　药 7 味，以水先煎前 5 味，汤将成，入大黄微煎，去渣取汁，纳芒硝于药汁中烊化，搅匀温服，日 1 剂，分 2 次服。

蜜煎导法治津枯肠燥便秘

组方　食蜜 50 克

治疗　津枯肠燥，症见便秘，欲解不能，痛苦难忍，口渴，汗出，小便自利等。

用法　药 1 味，放于铜勺中以微火煎熬，不断搅拌，当蜜将凝时取出，乘热做成条状如指大，插入肛门，以手捉定，欲大便时即取出。

清燥救肺汤治肺津不布便秘

组方　冬桑叶 10 克　石膏 10 克　党参 10 克　炙枇杷叶 10 克　麦门冬 10 克　胡麻仁 10 克　杏仁 10 克（去皮尖，炒，打）　甘草 8 克　阿胶 10 克（烊化）

治疗　肺燥津枯，肃降失用，症见大便秘结，口鼻干燥，干咳无痰，或腹胀、腹痛等。

用法　药 9 味，以适量水，先煎前 8 味，汤成去渣取汁，纳阿胶于药汁中烊化，搅匀温服，日 1 剂，分 2 次服。

自拟方治妊娠便秘

组方　生地 15 克　当归 12 克　白芍 10 克　川芎 8 克　肉苁蓉 10 克　火麻仁 10 克　杏仁 8 克（去皮尖，炒，打）

治疗　血虚津少，肠道失润，症见妇人怀孕数月，大便秘结难解等。

用法　药 7 味，以适量水煎，汤成去渣，取汁温服，日 1 剂，分 2 次服。

当归贝母苦参丸治燥热津伤便秘

组方　当归 100 克　贝母 100 克　苦参 100 克

治疗　血虚燥热津伤，症见大便秘结，小便不利，饮食如常等。

用法　药 3 味，共研为细末，炼蜜为丸如小豆大，收贮备用。每用时取 3～4 丸，温开水送下。

自拟方治肠道津枯便秘

组方　生地 30 克　当归 30 克　郁李仁 15 克　白芍 15 克　大茴 15 克　肉苁蓉 30 克　谷茴 15 克　炒枳实 15 克　火麻仁 30 克　杏仁 15 克（去皮尖，炒，打）

治疗　肠道津枯便秘证，症见大便秘结不通，腹胀，腹痛，呕吐，甚至呕吐大便等。

用法　药 10 味，以适量水和麻油各煎半，汤成去渣，取汁温服，日 1 剂，分 2 次服。

四十四、脱肛用方

枳壳汤治肺气壅滞脱肛

组方　枳壳30克

治疗　肺气壅滞，腑气下冲，症见咳嗽气逆，或大便不爽难解，因咳嗽或大便用力，使肛门脱出。此脱肛多能自行回纳，无疼痛、红肿出现。

用法　药1味，加水适量煎汤，去渣取汁，温服，日1剂，分2次服。亦可外用，煎汤熏洗或坐浴。

补中益气汤治中虚下陷脱肛

组方　炙甘草10克　炙黄芪15克　党参10克　当归8克　陈皮10克　升麻3克　柴胡3克　炒白术10克

治疗　中气不足，气虚下陷，症见少气懒言，食欲不振，肢体乏力，肛门时时脱出，用手方能送回，肛头色淡无红肿疼痛等。

用法　药8味，以适量水煎，汤成去渣，取汁温服，日1剂，分2次服。

真人养脏汤治脾肾虚寒脱肛

组方　党参10克　炒白术10克　炙甘草8克　肉桂3克　肉豆蔻10克（面裹煨）　当归10克　白芍10克　诃子10克（面裹煨）　罂粟壳10克　广木香6克

治疗　脾肾虚寒，气陷不固，症见久泻久痢，肛门滑脱，食欲不振，肢体乏力等。

用法　药10味，以适量水煎，汤成去渣，取汁温服，日1剂，分2次服。

金匮肾气丸加味治肾气亏虚脱肛

组方　熟地18克　山萸肉12克　山药12克　茯苓10克　泽泻10克　丹皮10克　炮附子3克　肉桂3克　补骨脂10克　杜仲10克　诃子10克（面裹煨）

治疗　肾气亏虚，元气下陷，症见时常脱肛，劳累则加重，头昏目眩，腰膝酸软，四肢不温等。

用法　药11味，以适量水煎，汤成去渣，取汁温服，日1剂，分2次服。

当归建中汤治中虚肠燥脱肛

组方　饴糖30克　桂枝10克　白芍20克　当归12克　炙甘草8克　生姜10克　红枣4枚（擘）

治疗　中虚肠燥，又感风邪，症见肛门脱出，送之不入，肛头疼痛难忍，干燥少津，甚则溃烂等。

用法　药7味，以适量水煎煮，汤成去渣取汁，入饴糖烊化，温服，日1剂，分2次服。

猪直肠连肛炖治小儿脱肛

组方　猪直肠连肛适量

治疗　气血未旺，元气不足，症见大便则肛门脱出，手送之即入，无其他症状等。

用法　将猪直肠连肛，以水适量炖至烂熟，每日食服之。

四十五、狂证用方

柴胡加龙骨牡蛎汤治胆热发狂

组方　柴胡10克　黄芩10克　法半夏10克　党参10克　茯苓10克　大枣3枚（擘）　铅丹10克　龙骨10克　牡蛎10克　大黄10克　生姜6克　桂枝5克

治疗　胆热内盛，扰乱心神，症见神志狂乱，奔走不息，失眠，大便秘结等。

用法　药12味，以适量水，先煎11味，后下大黄微煎，汤成去渣，取汁温服，日1剂，分2次服。

温胆汤加味治痰浊内扰发狂

组方　法半夏10克　陈皮10克　茯苓10克　炙甘草3克　竹茹15克　远志10克　炒枳实10克　石菖蒲10克

治疗　胆虚痰热，内扰心神，症见神志狂乱，狂言妄语，虚烦不眠，胸膈胀满，脉滑数等。

用法　药8味，以适量水煎，汤成去渣，取汁温服，日1剂，分2次服。若兼见大便干结者，加胆南星10克。

导痰汤加味治痰火扰心发狂

组方　法半夏10克　茯苓10克　陈皮10克　炒枳实10克　甘草10克　黄连10克　胆南星10克

治疗 痰火扰心，症见狂言乱语，或喜笑无常，胸闷头昏，口渴，尿黄等，舌苔黄腻等。

用法 药7味，以适量水煎，汤成去渣，取汁温服，日1剂，分2次服。

生铁落饮治肝郁化火发狂

组方 生铁落50克

治疗 肝郁化火，扰乱心神，症见初始则性情急躁易怒，面部红赤，继而两目怒视，神志狂乱，叫骂不避亲疏，打人毁物，脉疾数等。

用法 药1味，研为极细末备用。每用时水温开冲服，日1剂，分2次服。

风引汤治肝郁化火生风发狂

组方 大黄10克 干姜8克 寒水石10克 龙骨10克 桂枝10克 赤石脂10克 甘草8克 牡蛎10克 白石脂10克 滑石10克 石膏15克 紫石英15克

治疗 肝郁化火，生风扰神，症见狂言乱语或默默不语，善太息，欲奔走，目赤等。

用法 药12味，以适量水煎，汤成去渣，取汁温服，日1剂，分2次服。

大承气汤治阳明腑实发狂

组方 大黄12克 芒硝15克 炒枳实10克 厚朴10克

治疗 阳明胃腑实热扰神，症见神志狂乱，骂詈不避亲疏，登高而歌，弃衣而走，逾垣越屋，不食，大便秘结等。

用法 药4味，以水先煎2味，汤将成加大黄微煎，汤成去渣取汁，纳芒硝于药汁中烊化，搅匀温服，日1剂，分2次服。

四十六、癫证用方

导痰汤加味治痰蒙心窍癫证

组方　制半夏 10 克　茯苓 10 克　陈皮 10 克　胆南星 10 克　郁金 10 克　明矾 3 克　炒枳实 10 克　甘草 8 克

治疗　痰浊蒙蔽心窍，心神失用，症见精神痴呆，神情恍惚，喃喃自语，语言错乱，有头无尾，秽洁不辨，经久不愈等。

用法　药 8 味，以适量水煎，汤成去渣，取汁温服，日 1 剂，分 2 次服。

控涎丹治痰涎癫证

组方　甘遂（去心）　紫大戟（去皮）　白芥子各等分

治疗　痰涎蒙于心窍，神用失常，症见神情恍惚，喃喃自语，言语不清，经久不愈等。

用法　药 3 味，研为极细末，水泛为丸如梧桐子大，收贮备用。每用时取 10 丸，食后睡前以淡姜汤送下。

四十七、痫证用方

温胆汤加味治风痰阻窍痫证

组方 法半夏 10 克 陈皮 10 克 茯苓 10 克 炙甘草 8 克 竹茹 10 克 当归 10 克 炒枳实 10 克 川芎 10 克 远志 10 克 大贝母 10 克 菖蒲 10 克 明矾 5 克

治疗 风痰阻滞，清窍被蒙，症见发病呈间断性，发作前常有头目昏晕、胸闷等。发时随着一声呼叫突然昏仆，牙关紧闭，两眼上翻，四肢抽搐，口吐涎沫，持续数分钟或数十分钟后自行缓解。醒后则遗留头昏、头痛等，事后不清楚其病发过程。

用法 药 12 味，以适量水煎，汤成去渣，取汁温服，日 1 剂，分 2 次服。此病非短期可治，当长期服用下列丸药方：当归 50 克，川芎 50 克，远志 50 克，菖蒲 50 克，明矾 50 克，陈细茶叶 100 克。

风引汤治热甚生风痫证

组方 大黄 10 克 干姜 6 克 龙骨 10 克 桂枝 10 克 甘草 8 克 牡蛎 10 克 寒水石 10 克 滑石 10 克 赤石脂 10 克 白石脂 10 克 紫石英 10 克 石膏 10 克

治疗 热极生风，风扰清窍神明，症见四肢抽搐挛急，牙关紧闭，两眼上翻，目赤，尿黄，脉数等。

用法 药 12 味，以适量水煎，汤成去渣，取汁温服，日 1 剂，分 2 次服。

四十八、眩晕用方

左归饮加减治肾虚眩晕

组方　熟地 10 克　山药 10 克　山茱萸 10 克　茯苓 10 克　枸杞子 10 克　车前子 10 克　五味子 10 克　炙甘草 8 克

治疗　肝肾阴虚，虚风上扰，症见眩晕，腰膝酸软，耳鸣，口干舌燥，脉细弱等。

用法　药 8 味，以适量水煎，汤成去渣，取汁温服，日 1 剂，分 2 次服。

六味地黄汤加味治肾阴亏虚眩晕

组方　熟地黄 24 克　山药 12 克　山茱萸 12 克　茯苓 10 克　泽泻 10 克　五味子 10 克　丹皮 10 克　车前子 10 克

治疗　肾阴亏虚，虚热动风，症见头晕目眩，腰膝酸软，耳鸣耳聋，自汗盗汗，咽喉干燥等。

用法　药 8 味，以适量水煎，汤成去渣，取汁温服，日 2 次。

肾气丸加味治肾精亏虚眩晕

组方　生地 24 克　山药 12 克　山茱萸 12 克　茯苓 10 克　泽泻 10 克　熟附片 3 克　丹皮 10 克　肉桂 3 克　五味子 10 克　车前子 10 克

治疗　肾精亏虚，上虚火动风扰清窍，下虚气化无力，症见头目眩晕，腰膝酸软，少腹拘急，小便不利，尺脉弱等。

用法　药10味，以适量水煎，汤成去渣，取汁温服，日1剂，分2次服。

柔润息风法方治血虚眩晕

组方　熟地黄10克　当归10克　肉苁蓉10克　白芍10克　玄参10克　石决明30克　玉竹10克　菊花10克　钩藤10克

治疗　阴虚亏虚，虚风上扰，症见头晕眼花，动则加剧，面色白，口唇不华；或头部掣痛，恶血欲吐，舌质淡，脉细弱等。

用法　药9味，以适量水先煎石决明，后下余药煎煮，汤成去渣，取汁温服，日1剂，分2次服。

六君子汤治气虚眩晕

组方　党参10克　茯苓10克　炒白术10克　陈皮10克　生姜8克　法半夏10克　炙甘草8克　大枣3枚（擘）

治疗　中气虚弱，胃失和降，症见头目眩晕，精神倦怠，四肢乏力，食少便溏，恶心欲吐等。

用法　药8味，以适量水煎，汤成去渣，取汁温服，日1剂，分2次服。

茯苓桂枝白术甘草汤治痰饮眩晕

组方　茯苓12克　桂枝10克　炒白术10克　甘草8克

治疗　饮停心下，阻遏清阳上升，症见头目眩晕，心下逆满，甚至心悸，脉沉紧等。

用法　药4味，以适量水煎，汤成去渣，取汁温服，日1剂，分2次服。

二陈汤加味治痰湿内阻眩晕

组方　茯苓 10 克　陈皮 10 克　法半夏 10 克　炒白术 10 克　炙甘草 8 克　生姜 10 克

治疗　痰湿内阻，浊阴上犯清窍，症见头目眩晕，胸膈满闷，心悸，或兼见恶心等。

用法　药 6 味，以适量水煎，汤成去渣，取汁温服，日 2 次。

若兼见虚烦不能眠，加竹茹 10 克，炒枳实 10 克。

五苓散治水饮内停眩晕

组方　茯苓 10 克　猪苓 10 克　炒白术 10 克　桂枝 10 克　泽泻 10 克

治疗　水饮内停不化，浊阴上扰清窍，症见头目眩晕，欲倒仆地，呕吐涎沫，口渴，小便不利，脐下悸动等。

用法　药 5 味，以适量水煎药，汤成去渣，取汁温服，日 1 剂，分 2 次服。

真武汤治水停气阻眩晕

组方　茯苓 12 克　白芍 10 克　炒白术 10 克　生姜 10 克　熟附片 10 克

治疗　水饮内停，阳气受阻不化，浊阴上扰清窍，症见头目眩晕，心悸，四肢不温，小便不利，脉沉或迟缓等。

用法　药 5 味，以适量水煎药，汤成去渣，取汁温服，日 1 剂，分 2 次服。

四十九、头痛用方

柴胡疏肝散加味治肝经郁滞巅顶头痛

组方　柴胡 10 克　枳壳 10 克　白芍 10 克　甘草 6 克　香附 10 克
青皮 10 克　川芎 10 克　藁本 10 克　羌活 10 克

治疗　肝经郁滞，气失条达，症见头顶部疼痛，情绪变化则加剧，
或伴胁肋不适，烦躁易怒；有时伴有干呕，或呕吐涎沫等。

用法　药 9 味，以适量水煎药，汤成去渣，取汁温服，日 1 剂，分
2 次服。若兼恶心，呕吐涎沫者，可用吴茱萸汤：吴茱萸 10 克，党参
10 克，生姜 10 克，大枣 8 枚（擘）。

九味羌活汤治风寒湿袭项后头痛

组方　羌活 10 克　防风 10 克　苍术 10 克　细辛 6 克　川芎 10 克
白芷 10 克　生地 10 克　黄芩 10 克　甘草 6 克

治疗　风寒湿邪侵袭太阳经脉之后头痛，症见后头痛，怕风，颈项
强急，肢体酸痛等。

用法　药 9 味，以适量水煎，汤成去渣，取汁温服，日 1 剂，分 2
次服。

升麻葛根汤加味治阳明经受损前额头痛

组方　升麻 8 克　葛根 10 克　芍药 12 克　白芷 10 克　甘草 8 克

治疗　阳明经受损而前额头痛，头部前额疼痛，甚则连及眉梢，目不能开，头不能抬等。

用法　药5味，以适量水煎，汤成去渣，取汁温服，日1剂，分2次服。

小柴胡汤治胆经不和两侧头痛

组方　柴胡15克　黄芩10克　半夏10克　党参10克　炙甘草10克　生姜6克　红枣5枚（擘）

治疗　少阳胆经不和之侧头痛，症见两侧或左或右头痛，或痛引眼目，或恶心等。

用法　药7味，以适量水煎，汤成去渣，取汁温服，日1剂，分2次服。

九气丸改汤加味治气滞不行头部胀痛

组方　制香附10克　姜黄10克　甘草6克　陈皮10克　青皮10克

治疗　气滞不行，壅于头部，症见头部胀痛，精神不爽，有时伴有面部浮肿等。

用法　药5味，以适量水煎，汤成去渣，取汁温服，日1剂，分2次服。

导痰汤加味治痰浊壅盛头脑闷痛

组方　法半夏10克　陈皮10克　茯苓10克　南星6克　枳实10克　菖蒲10克　远志10克　僵蚕10克　甘草6克

治疗　痰浊壅盛，阻塞清窍，症见头部闷痛，或伴有恶心欲呕，舌苔白腻等。

用法　药9味，以适量水煎，汤成去渣，取汁温服，日1剂，分2

次服。

左归饮加味治肾精不足头脑空痛

组方　熟地黄 10 克　山茱萸 10 克　山药 10 克　茯苓 10 克　枸杞子 10 克　菟丝子 10 克　肉苁蓉 10 克　炙甘草 6 克

治疗　肾脏亏虚，精气不足，症见头脑空痛，疲劳则加甚，身倦无力，腰膝酸痛。

用法　药 8 味，以适量水煎，汤成去渣，取汁温服，日 1 剂，分 2 次服。

四物汤加味治阴血亏虚头部掣痛

组方　生地 12 克　当归 10 克　白芍 10 克　川芎 5 克　玉竹 10 克　肉苁蓉 10 克　玄参 10 克　菊花 10 克　石决明 15 克（先煎）

治疗　阴血亏虚，虚风内扰，症见头部拘急疼痛，时伴有头目昏瞀，舌苔薄，脉细或弦细等。

用法　药 9 味，加水适量先煎石决明，后纳余药煎煮，汤成去渣，取汁温服，日 1 剂，分 2 次服。

乌头赤石脂丸治血凝气泣头部剧痛

组方　制乌头 5 克　炮附子 5 克　蜀椒 10 克　干姜 10 克　赤石脂 10 克

治疗　血气凝泣，经络不畅，症见头部剧烈疼痛，有时牵引牙齿及项背疼痛，遇寒则发作等。

用法　药 5 味，共研为细末，炼蜜为丸如梧桐子大，收贮备用。每饭前服 1 丸，日 3 次。

五十、项强用方

九味羌活汤治风湿阻经头项强硬

组方　羌活 10 克　防风 10 克　苍术 10 克　细辛 6 克　川芎 10 克 生地 10 克　黄芩 10 克　白芷 10 克　炙甘草 8 克

治疗　风湿感经，阻于太阳经脉，症见后项强硬不舒，头部左右转侧受限，遇湿或受凉后加重，恶风等。

用法　药 9 味，以适量水煎，汤成去渣，取汁温服，日 1 剂，分 2 次服。

五十一、肩臂痛用方

二陈汤加味治痰浊阻滞肩臂疼痛

组方　制半夏 10 克　茯苓 10 克　陈皮 10 克　炙甘草 8 克　当归 10 克　川芎 10 克　白僵蚕 10 克

治疗　痰浊阻滞，经脉不通，症见肩臂疼痛，上肢沉重而不能举，或兼见手指麻木，舌苔白腻，脉弦等。

用法　药 7 味，以适量水煎，汤成去渣，取汁温服，日 1 剂，分 2 次服。若兼肿者，改用导痰汤。

通气防风汤加姜黄治风湿壅滞肩臂疼痛

组方　羌活 10 克　独活 10 克　藁本 10 克　防风 10 克　甘草 8 克 川芎 10 克　蔓荆子 10 克　桂枝 10 克　姜黄 10 克

治疗　风湿壅滞，经络气血运行不通，症见肩臂疼痛，上肢疼痛不能上举，天气变化则加剧，遇冷受湿则加重，得温则疼痛减轻等。

用法　药 9 味，以适量水煎，汤成去渣，取汁温服，日 1 剂，分 2 次服。

五十二、胁痛用方

逍遥散治肝失条达胁痛

组方　柴胡 10 克　当归 10 克　炒白术 10 克　茯苓 10 克　薄荷 3 克　炒白芍 10 克　生姜 3 克　炙甘草 8 克

治疗　肝郁气滞，肝失条达，症见两侧胁肋刺痛，喜太息，头痛目眩，或神疲食少；妇女则见月经不调，两乳房发胀，脉弦等。

用法　药 8 味，以适量水煎，汤成去渣，取汁温服，日 1 剂，分 2 次服。若兼发热、口渴、尿黄者，加丹皮 10 克，栀子 10 克。

金铃子散治肝气郁结胁部疼痛

组方　川楝子 30 克　延胡索 30 克

治疗　肝郁化热，火热内扰，症见胁肋疼痛，烦躁，舌苔黄，脉数等。

用法　药 2 味，研为极细末，收贮备用。每用时取药末 10 克，以酒调下，日 2 次。

柴胡疏肝散治肝郁气阻胁痛

组方　柴胡 10 克　白芍 10 克　炒枳壳 10 克　川芎 10 克　制香附 10 克　炙甘草 10 克

治疗　肝气郁结，气阻不畅，症见胁肋胀痛，攻窜不定，胸闷，食少，嗳气，脉弦等。

用法　药6味，以适量水煎，汤成取汁温服，日1剂，分2次服。若兼见胁肋掣痛，二便不畅，脉弦而数，加玄胡索10克，川楝子10克。

桃红四物汤合失笑散治血瘀胁痛

组方　生地10克　当归10克　赤芍10克　川芎10克　红花10克　生蒲黄10克　五灵脂10克　桃仁10克（去皮尖，炒，打）

治疗　瘀血阻滞，气血运行不畅，症见胁肋刺痛，痛处固定不移，时轻时重，入夜更甚，胸闷，胁下或见痞块，舌质紫暗，脉沉涩等。

用法　药8味，以适量水煎，汤成去渣，取汁温服，日1剂，分2次服。

当归生姜羊肉汤治血虚寒凝胁痛

组方　当归10克　生姜15克　羊肉30克

治疗　血虚寒凝肝经，症见胁下拘急疼痛，或见腹痛、头昏、心悸等。

用法　药3味，以适量水煎，汤成去渣，取汁温服，日1剂，分2次服。

大黄附子汤治阴寒内积胁痛

组方　大黄10克　细辛6克　熟附子10克

治疗　阴寒积滞，阳气不通，症见胁肋疼痛，甚至痛连腰胯，大便秘结，手足厥冷，脉沉弦而紧等。

用法　药3味，以适量水煎，汤成去渣，取汁温服，日1剂，分2次服。

十枣汤治饮停胁下胁痛

组方　甘遂　大戟　炒芫花各等分　大枣 10 枚（擘）

治疗　饮停胁下，气机阻滞，症见咳唾胸胁牵引疼痛，心下痞硬，干呕，气短，目眩等。

用法　药 4 味，除大枣外，将所余 3 物共研为极细末，收贮备用。每用时取药末 3 克，以大枣 10 枚煎汤，清晨服时，以大枣汤送药末下之。若见痢不止者，可饮冷粥一碗。

二陈汤加味治痰浊阻肺胁痛

组方　法半夏 10 克　茯苓 10 克　陈皮 10 克　川贝母 10 克　桂枝 6 克　瓜蒌 10 克　甘草 8 克

治疗　痰浊阻肺，肺气不利，症见咳嗽，咳则引右胁下痛，咳吐白色稠痰，胸闷等。

用法　药 7 味，以适量水煎，汤成去渣，取汁温服，日 1 剂，分 2 次服。

自拟方治肺阴不足胁痛

组方　款冬花 10 克　紫菀 10 克　桔梗 8 克　麦门冬 10 克　瓜蒌 10 克　甘草 8 克　枇杷叶 10 克

治疗　肺阴不足，肺气不利，症见干咳无痰，咳引右胁下痛，胸闷口干等。

用法　药 7 味，以适量水煎，汤成去渣，取汁温服，日 1 剂，分 2 次服。

《千金要方》治脾热方加减治脾热胁痛

组方　茯苓 10 克　陈皮 10 克　炒白术 10 克　竹茹 10 克　白芍 10 克　制半夏 10 克　党参 10 克　石膏 20 克　桑白皮 15 克　生姜 10 克

治疗　脾胃邪热，气机不利，症见右胁下胀痛，恶心欲吐，倦怠乏力等。

用法　药 10 味，以适量水煎，汤成去渣，取汁温服，日 1 剂，分 2 次服。若兼大便秘结者，加芒硝 10 克。

《千金要方》吴茱萸汤治胃寒胁痛

组方　吴茱萸 10 克　小麦 10 克　党参 10 克　制半夏 10 克　桂心 10 克　生姜 10 克　甘草 8 克　大枣 3 枚（擘）

治疗　胃寒气机阻滞，胁肋不利，症见右胁下痛，胸胁逆满，不能食，恶心欲吐等。

用法　药 8 味，以酒 5 份、水 3 份煎药，汤成去渣，取汁温服，日 1 剂，分 3 次服。

五十三、胃痛用方

黄芪建中汤治中焦气虚胃痛

组方　桂枝 10 克　白芍 20 克　炙甘草 8 克　生姜 10 克　饴糖 30 克　炙黄芪 10 克　大枣 3 枚（擘）

治疗　脾胃虚弱，中气不足，症见胃脘部疼痛，饥饿或受凉疼痛即发作，或疼痛加重；进食或遇温暖后疼痛减轻，甚至疼痛消失；胃脘部喜温喜按，大便正常，脉虚弱等。

用法　药 7 味，以适量水先煎 6 物，汤成去渣取汁，加饴糖搅匀令溶化温服，日 1 剂，分 2 次服。

六君子汤治中焦虚弱胃痛

组方　党参 10 克　茯苓 10 克　炒白术 10 克　陈皮 10 克　生姜 3 克　制半夏 10 克　炙甘草 8 克

治疗　中焦虚弱，症见胃脘部隐隐作痛，饥饿时则痛减，甚至消失，喜温喜按，腹胀，食欲不振，大便稀溏，倦怠乏力，甚至恶心欲吐，脉虚等。

用法　药 7 味，以适量水煎，汤成去渣，取汁温服，日 1 剂，分 2 次服。

济生竹茹汤治脾虚胃热胃痛

组方　竹茹 15 克　党参 10 克　制半夏 10 克　陈皮 10 克　生姜 10 克　枇杷叶 10 克　茯苓 10 克　甘草 8 克　麦门冬 15 克　大枣 3 枚 (擘)

治疗　脾气虚弱，胃热气逆，症见胃脘部疼痛，时发时止，呕哕不食，口渴等。

用法　药 10 味，以适量水煎，汤成去渣，取汁温服，日 1 剂，分 2 次服。

理中汤治脾胃虚寒胃痛

组方　党参 10 克　干姜 10 克　炙甘草 10 克　炒白术 10 克

治疗　脾胃虚弱，症见胃脘部隐隐作痛，其痛绵绵，饥饿或受凉后即发作，或疼痛加重，胃脘部喜温喜按，泛吐清水，手足不温，大便稀溏，舌淡白，脉虚等。

用法　药 4 味，以适量水煎，汤成去渣，取汁温服，日 1 剂，分 2 次服。若兼腹胀恶心者，加法半夏 10 克，陈皮 10 克，茯苓 10 克。

自拟方治脾胃虚热胃痛

组方　山药 15 克　芡实 10 克　苡仁米 10 克　生地 12 克　玉竹 10 克　生甘草 10 克　石斛 10 克　沙参 10 克　莲子米 10 克　麦门冬 10 克

治疗　脾胃亏虚，虚热内扰，症见胃脘部疼痛，有烧灼感，饥饿时则发作，口干而渴，小便黄，脉细数，舌红少苔或无苔等。

用法　药 10 味，以适量水煎，汤成去渣，取汁温服，日 1 剂，分 2 次服。若兼见倦怠少气，或脉虚弱无力者，加党参 10 克，炒白术 10 克。

芍药甘草汤治肝木乘脾胃痛

组方　白芍 12 克　炙甘草 12 克

治疗　肝木乘脾，胃气不和，症见胃脘部拘急疼痛，脉弦等。

用法　药 2 味，以适量水煎，汤成去渣，取汁温服，日 1 剂，分 2 次服。

香砂平胃散加味治脾胃气滞胃痛

组方　苍术 10 克　厚朴 10 克　广木香 8 克　陈皮 10 克　炒枳实 10 克　砂仁 6 克　生姜 8 克　炙甘草 6 克

治疗　脾胃气滞，水湿内停，症见胃脘部胀痛，按之不舒，恶心，嗳气吞酸，食欲不振，大便稀薄，舌苔白腻等。

用法　药 8 味，以适量水煎，汤成去渣，取汁温服，日 1 剂，分 2 次服。

五十四、腹胀腹痛用方

理中汤治中焦不足腹胀腹痛

组方　党参 10 克　干姜 10 克　炒白术 10 克　炙甘草 8 克

治疗　脾胃不足，中气虚寒，症见腹胀，腹痛，食欲不振，肠鸣，四肢不温，脉迟或缓等。

用法　药 4 味，以适量水煎，汤成去渣，取汁温服，日 1 剂，分 2 次服。

香砂六君子汤加味治脾虚气滞腹胀腹痛

组方　党参 10 克　茯苓 10 克　炒白术 10 克　砂仁 6 克　陈皮 10 克　广木香 6 克　法半夏 10 克　炙甘草 8 克

治疗　脾胃虚弱，气滞不行，症见腹胀，腹痛，食欲不振，大便先干后稀，或时干时稀，脉虚弱等。

用法　药 8 味，以适量水煎，汤成去渣，取汁温服，日 1 剂，分 2 次服。

清燥救肺汤治肺燥津枯腹胀腹痛

组方　冬桑叶 10 克　石膏 10 克　党参 10 克　炙枇杷叶 10 克　麦门冬 10 克　胡麻仁 10 克　杏仁 10 克（去皮尖，炒，打）　甘草 8 克　阿胶 10 克（烊化）

治疗　肺燥津枯，肃降失职，症见左腹部胀痛移动，可触摸到长条形包块，大便秘结不通，口舌干燥，脉小涩等。

用法　药 9 味，以适量水先煎 8 物，汤成去渣取汁，纳阿胶于药汁中烊化，搅匀温服，日 1 剂，分 2 次服。

厚朴七物汤治实滞肠胃腹胀腹痛

组方　厚朴 15 克　大黄 10 克　炒枳实 10 克　桂枝 10 克　生姜 8 克　大枣 2 枚（擘）　甘草 8 克

治疗　实热阻滞肠胃，外兼表邪，症见腹部胀满疼痛，大便干燥，口干，发热恶寒，脉浮数等。

用法　药 7 味，以适量水先煎 6 味，汤将成加大黄微煎，去渣取汁温服，日 1 剂，分 2 次服。若兼呕吐者，加法半夏 10 克。

大承气汤治腑气不通腹胀腹痛

组方　大黄 12 克　厚朴 15 克　炒枳实 15 克　芒硝 10 克

治疗　邪热燥屎相结，腑气不通，症见腹胀，腹痛，硬满拒按，矢气频作，大便秘结，舌苔黄厚，脉沉实等。

用法　药 4 味，以适量水先煎 2 味，汤将成加大黄微煎，去渣取汁，纳芒硝于药汁中烊化，搅匀温服，日 1 剂，分 2 次服。

三物备急丸治寒实暴结心腹胀痛

组方　大黄、干姜、巴豆霜各等分

治疗　寒实暴结，腑气不通，症见心腹部突然出现胀痛，痛如锥刺，气喘，口噤，肢冷等。

用法　药 3 味，先将大黄、干姜共研为细末，入巴豆霜捣研均匀，炼蜜为丸如黄豆大，收贮备用。每用 3～4 丸，以温开水或烧酒送下。不下再与服，以下为度。

走马汤治阴寒内结腹胀腹痛

组方　巴豆1枚（去皮心炒）　杏仁2枚（去皮尖）

治疗　阴寒内结，腑气壅塞，症见腹部突然胀满疼痛，大便不通，甚至肢冷，汗出，脉伏等。

用法　药2味，以细布缠裹捶碎，取出以开水浸泡，温服。

平胃散治湿困脾阳脘腹胀满疼痛

组方　苍术12克　陈皮10克　厚朴10克　甘草8克　生姜2片

治疗　湿困脾阳，运化失常，症见脘腹胀满，食欲不振，恶心欲吐，大便稀薄，舌苔白腻等。

用法　药5味，以适量水煎，汤成去渣，取汁温服，日1剂，分2次服。若兼见大便泻而不爽者，加广木香、砂仁；若兼见小便黄者加茯苓。

胃苓汤治水湿内停腹胀腹痛

组方　苍术10克　厚朴10克　炒白术10克　陈皮10克　茯苓10克　猪苓10克　泽泻10克　桂枝10克　甘草8克　生姜2片

治疗　水湿内停，气化不利，症见腹痛，腹胀，食欲不振，口渴，大便泄水，小便不利等。

用法　药10味，以适量水煎，汤成去渣，取汁温服，日1剂，分2次服。

厚朴生姜半夏甘草人参汤治虚实夹杂腹胀腹满

组方　厚朴12克　生姜12克　法半夏10克　党参10克　炙甘草8克

治疗　脾虚气滞，虚实夹杂，症见腹部胀满，或兼见恶心欲呕，苔白，脉虚等。

用法　药5味，以适量水煎，汤成去渣，取汁温服，日1剂，分2次服。

半夏泻心汤治寒热夹杂心下痞满

组方　法半夏10克　黄芩10克　干姜10克　炙甘草8克　党参10克　黄连10克　大枣3枚（擘）

治疗　中气虚寒，邪热袭内，寒热互结，症见心下痞满，或干呕或呕吐，肠鸣下利等。

用法　药7味，以适量水煎，汤成去渣，取汁温服，日1剂，分2次服。

保和丸治饮食停积腹胀腹痛

组方　山楂200克　神曲70克　法半夏90克　茯苓90克　陈皮40克　莱菔子40克　连翘40克

治疗　饮食停积，气机阻滞，症见腹胀腹痛，嗳腐泛酸，恶闻食臭，舌苔黄腻，或大便泄利不爽等。

用法　药7味，共研为极细末，水泛为丸如梧桐子大。每服10丸，以炒麦芽煎水送下，日2次。

五十五、寒疝用方

大乌头煎治沉寒痼冷寒疝

组方　制乌头 10 克　蜂蜜适量

治疗　沉寒痼冷，阳气不通，症见绕脐疼痛而剧烈，冷汗出，手足逆冷，脉沉紧等。

用法　药 1 味，以适量水煎，汤成去渣取汁，加蜂蜜一半于药汁中，微煎顿服之；若不愈者，于次日再服与之。

注：乌头大辛大热，性味峻猛，用以攻逐寒邪，用时谨慎，用蜂蜜是缓解其毒性。

乌头桂枝汤治阴寒内结寒疝

组方　制乌头 10 克　桂枝 10 克　白芍 10 克　炙甘草 8 克　生姜 8 克　大枣 3 枚（擘）

治疗　阴寒内结，外感表邪，症见脐腹疼痛，四肢逆冷，手足不知寒热痛痒，身体痛，恶寒等。

用法　药 6 味，先以适量蜂蜜煎乌头，待蜜煎至减半，去渣取汁；以适量水煎桂枝，汤成去渣取汁，再合二汁微煎，温服之。

注：服此药从小量逐渐增加，至病人有如醉样感觉，或出现呕吐，即为中病，中病则停止服药。

大建中汤治阳虚阴盛脐腹疼痛

组方　蜀椒 10 克（去皮汁）　　干姜 10 克　党参 10 克　饴糖 20 克

治疗　阳虚阴寒内盛，症见心下至腹部疼痛剧烈，手不可触近，且见腹部有头足样块状物凸起，喜暖，呕吐，不能食，面白，舌淡，脉象缓弱等。

用法　药 4 味，以适量水先煎前 3 物，汤成去渣取汁，纳饴糖于药汁中微煎。温服，日 1 剂，分 2 次服。

当归生姜羊肉汤治血虚气寒寒疝

组方　当归 10 克　生姜 15 克　羊肉 30 克（切）

治疗　血虚寒结，症见腹中拘急疼痛，痛连腹胁，喜温喜按，舌淡苔白，脉小弱等。

用法　药 3 味，以适量水煎，待羊肉煮至极烂，去当归、生姜 2 物，取汁温服，日 1 剂，分 3 次服。若脐腹痛而兼呕吐，加白术、陈皮。

五十六、肠鸣用方

理中汤治中焦虚寒肠鸣

组方　党参10克　炙甘草8克　炒白术10克　干姜10克

治疗　脾胃虚寒，症见肠鸣，腹满时有减轻，喜温喜按，四肢不温，大便稀溏，舌淡苔白，脉迟等。

用法　药4味，以适量水煎，汤成去渣，取汁温服，日1剂，分2次服。

附子粳米汤治脾胃虚寒不足肠鸣

组方　炙甘草10克　制附子10克　法半夏10克　炒粳米10克大枣3枚（擘）

治疗　脾胃虚寒，阳气不足，症见腹中雷鸣，疼痛剧烈，喜温喜按，胸胁胀满，呕吐，脉弦迟等。

用法　药5味，以适量水煎，煮米熟汤成，去渣取汁，温服，日1剂，分2次服。

半夏泻心汤治寒热错杂肠鸣

组方　法半夏10克　黄连10克　黄芩10克　炙甘草8克　党参10克　干姜10克　大枣3枚（擘）

治疗　寒热错杂，升降失常，症见肠鸣，心下痞满而不痛，呕吐等。

用法　药 7 味，以适量水煎，汤成去渣，取汁温服，日 1 剂，分 2 次服。

五苓散治水湿内停肠鸣

组方　猪苓 10 克　茯苓 10 克　炒白术 10 克　泽泻 10 克　桂枝 10 克

治疗　气化不行，水湿内停，症见肠鸣腹泻，小便不利，口渴欲饮等。

用法　药 5 味，以适量水煎，汤成去渣，取汁温服，日 1 剂，分 2 次服。

胃苓汤治脾失健运肠鸣腹泻

组方　桂枝 10 克　茯苓 10 克　炒白术 10 克　泽泻 10 克　猪苓 10 克　川厚朴 10 克　苍术 10 克　陈皮 10 克　甘草 6 克

治疗　脾运失职，气化失权，症见肠鸣，腹泻，腹胀，小便短少，舌苔白腻等。

用法　药 9 味，以适量水煎，汤成去渣，取汁温服，日 1 剂，分 2 次服。

瓜蒌瞿麦丸改汤治阳阻水停肠鸣

组方　瓜蒌根 10 克　茯苓 10 克　山药 10 克　制附子 10 克　瞿麦 10 克

治疗　肾阳内阻，水气停蓄，症见肠鸣，小便不利，口渴，四肢不温，脉沉等。

用法　药 5 味，以适量水煎，汤成去渣，取汁温服，日 1 剂，分 2 次服。

己椒苈黄丸治气化不利水停肠鸣

组方　防己　椒目　大黄　炒葶苈各等分

治疗　三焦气化失职，水饮内停，症见肠鸣，腹部胀满，口干舌燥，大便秘结，小便不畅等。

用法　药4味，共研为极细末，炼蜜为丸，每丸约重8克，收贮备用。每用时取1丸，饭前温开水送下。

五十七、腰痛用方

青娥丸改汤治肾虚腰痛

组方　补骨脂 10 克　杜仲 10 克　生姜 8 克　胡桃肉 10 克

治疗　肾虚骨髓失养，症见腰痛，腰膝酸软乏力，头晕目眩，手足不温，脉沉弱等。

用法　药 4 味，以适量水煎，汤成去渣，取汁温服，日 1 剂，分 2 次服。

肾气丸加味治肾阳虚腰痛

组方　熟地黄 24 克　山药 12 克　山茱萸 12 克　茯苓 10 克　泽泻 10 克　制附片 3 克　丹皮 10 克　肉桂 3 克　补骨脂 10 克　炒杜仲 10 克

治疗　肾阳气虚，温煦不行，症见腰痛，卧则痛减，动则痛增，少腹拘急，小便不利等。

用法　药 10 味，以适量水煎，汤成去渣，取汁温服，日 1 剂，分 2 次服。

柴胡疏肝散加味治肝实腰痛

组方　柴胡 10 克　炙甘草 8 克　炒枳实 10 克　白芍 10 克　制香附 10 克　桑寄生 10 克　川芎 10 克

治疗　肝气郁结，腰痛，躺下亦痛，脉弦等。

用法　药7味，以适量水煎，汤成去渣，取汁温服，日1剂，分2次服。

甘姜苓术汤治肾着腰痛

组方　甘草10克　干姜10克　炒白术10克　茯苓10克

治疗　腰痛，腰部及腰以下部位沉重冷痛，如坐水中，身重，不渴，小便自利等。

用法　药4味，以适量水煎，汤成去渣，取汁温服，日1剂，分2次服。

自拟方治扭伤腰痛

组方　当归10克　川芎10克　制香附10克　赤芍10克　苏木10克　补骨脂10克　元胡10克

治疗　扭伤致瘀血阻滞，气血运行不畅，症见腰部疼痛，固定不移，轻则俯仰不自如，重则不能转侧，痛处拒按，舌质紫黯，或有瘀斑，脉细涩等。

用法　药7味，以适量水煎，汤成去渣，取汁温服，日1剂，分2次服。

五十八、腿痛用方

附子汤治寒凝腿痛

组方　附子 10 克（炮）　茯苓 10 克　党参 10 克　白术 10 克（炒）　白芍 10 克

治疗　寒邪侵入，气血凝涩不通，症见下肢寒冷疼痛，痛彻骨髓，遇风寒则加剧，得热则舒，皮肤关节无变化等。

用法　药 5 味，以适量水煎，汤成去渣，取汁温服，日 1 剂，分 2 次服。

桃红四物汤加减治瘀血腿痛

组方　当归 15 克　川芎 10 克　赤芍 10 克　红花 10 克　麻仁 10 克（去皮尖，炒，打）　制乳香 10 克　制没药 10 克　制香附 10 克　川牛膝 10 克　炮山甲 10 克　桂枝 10 克

治疗　血气瘀滞，阻滞下肢经络，症见单侧或双侧下肢疼痛，按之稍舒缓，有时兼有麻木感，行动不便等。

用法　药 11 味，以适量水煎，汤成去渣，取汁温服，日 1 剂，分 2 次服。

五十九、汗证用方

当归六黄汤治盗汗

组方　当归10克　生地10克　熟地黄10克　黄连10克　黄芩10克　黄柏10克　生黄芪20克

治疗　阴虚有热，虚火内扰，症见盗汗，发热，心烦，尿黄，舌质红，脉细数等。

用法　药7味，以适量水煎，汤成去渣，取汁温服，日1剂，分2次服。

参附汤加味治气虚自汗

组方　人参12克　生黄芪20克　炒白术10克　熟附片10克

治疗　气虚阳弱，固护无力，症见常自汗出，手足不温，气短，倦怠乏力，脉微等。

用法　药4味，以适量水煎，汤成去渣，取汁温服，日1剂，分2次服。

桂枝汤合玉屏风散治卫虚自汗

组方　生黄芪20克　桂枝10克　炒白术10克　炙甘草8克　白芍10克　大枣2枚（擘）　防风10克　生姜10克

治疗　卫阳虚，不能固表，症见常自汗出，恶风，动辄感冒等。

用法　药8味，以适量水煎，汤成去渣，取汁温服，日1剂，分2次服。

自拟方治内伤外感漏风

组方　泽泻10克　炒白术10克　鹿衔草5克　葛花15克　赤小豆花15克

治疗　内伤酒毒，外感风邪，症见饮酒或酒后汗出不断，恶风，口干渴，懈惰少气等。

用法　药5味，以适量水煎，汤成去渣，取汁温服，日1剂，分2次服。

黄芪桂枝芍药苦酒汤治黄汗

组方　炙黄芪15克　白芍10克　桂枝10克

治疗　湿热郁蒸，症见汗出为黄色，汗液染黄衣衫，发热，口渴，身肿，脉沉等。

用法　药3味，以食醋30毫升，水210毫升煎药，汤成去渣，取汁温服，日1剂，分3次服。

清心莲子饮治血汗

组方　黄芩15克　麦门冬15克　地骨皮15克　党参20克　车前子15克　炙甘草15克　柴胡8克　石莲肉20克　白茯苓20克　薄荷8克　炙黄芪20克

治疗　心阴不足，心火偏盛而不摄血，症见汗出为血红色，兼见心烦，身热，舌红，脉数等。

用法　药11味，共研为极细末，收贮备用。每用时取药末10克，以适量水煎，汤成去渣，取汁温服，日1剂，分2次服。

龙胆泻肝汤治湿热前阴出汗

组方　龙胆草 10 克　黄芩 10 克　栀子 10 克　车前子 10 克　木通 10 克　当归 10 克　生甘草 8 克　生地黄 10 克　泽泻 10 克　柴胡 6 克

治疗　肝经湿热下注，症见前阴时常汗出，阴囊常湿，小便黄浊等。

用法　药 10 味，以适量水煎，汤成去渣，取汁温服，日 1 剂，分 2 次服。

肾气丸改汤治肾虚前阴汗出

组方　生地 20 克　山药 10 克　山茱萸 10 克　茯苓 10 克　泽泻 10 克　熟附片 3 克　丹皮 10 克　肉桂 3 克

治疗　肾虚不固，症见前阴汗出，或兼见腰酸，小便不利等。

用法　药 8 味，以适量水煎，汤成去渣，取汁温服，日 1 剂，分 2 次服。

龙胆泻肝汤加减治腋窝汗出

组方　龙胆草 10 克　木通 10 克　生地 10 克　地骨皮 10 克　当归 10 克　柴胡 10 克　蔷薇根 10 克　黄芩 10 克　栀子 10 克　甘草 8 克

治疗　肝经湿热郁蒸，迫液外出，症见两侧腋窝部位经常汗出，汗出而带臊臭气味等。

用法　药 10 味，以适量水煎，汤成去渣，取汁温服，日 1 剂，分 2 次服。

六十、鼻衄用方

泻心汤加味治热盛衄血

组方 大黄 10 克 黄连 10 克 麦门冬 15 克 黄芩 10 克 生地黄 10 克 赤芍药 10 克 鲜侧柏叶 20 克 童子小便 1 盅

治疗 心火偏盛，灼伤肺络，症见鼻子出血，或点点滴滴，或血出如流，血色鲜红，或见鼻咽干燥，口渴引饮，口臭，便秘，苔黄，脉数等。

用法 药 8 味，以适量水，先煎前 7 味，汤成去渣取汁，兑童子便于药汁中，温服，日 1 剂，分 2 次服。

麦门冬汤治肺胃阴虚衄血

组方 党参 10 克 甘草 8 克 麦门冬 20 克 炒粳米 10 克 法半夏 10 克 大枣 3 枚（擘）

治疗 肺胃阴虚，虚火伤络，症见鼻衄，咽喉干燥，脉虚数等。

用法 药 6 味，以适量水煎，汤成去渣，取汁温服，日 1 剂，分 2 次服。

四生饮治肺胃邪热鼻衄

组方 鲜地黄 30 克 鲜艾叶 30 克 鲜荷叶 30 克 鲜侧柏叶 30 克

治疗 肺胃邪热，伤阴动血，症见鼻衄，口渴欲饮，尿黄，脉数等。

用法 药 4 味，共捣绞取汁，不拘时服。

六十一、咳血用方

麦门冬汤加味治虚火刑金咳血

组方　党参 10 克　甘草 8 克　麦门冬 20 克　当归 10 克　藕节 10 克　法半夏 10 克　炒粳米 10 克　蒲黄炭 10 克　大枣 3 枚（擘）

治疗　肺胃阴虚，虚火灼络，症见咳嗽，痰中带有血丝，咳吐涎沫，咽喉干燥不利，脉虚数等。

用法　药 9 味，以适量水煎，汤成去渣，取汁温服，日 1 剂，分 2 次服。若兼咳吐血块而色见乌黑者，加桃仁 10 克，红花 10 克。

百合固金汤治肺燥津伤咳血

组方　生地 10 克　熟地 10 克　川贝母 10 克　麦冬 10 克　百合 10 克　炙甘草 10 克　当归 10 克　玄参 10 克　白芍 10 克　桔梗 10 克

治疗　肺肾阴虚，虚火灼伤肺络，症见咳嗽，痰中带血，气喘，咽喉干燥疼痛，脉细数等。

用法　药 10 味，以适量水煎，汤成去渣，取汁温服，日 1 剂，分 2 次服。

清燥救肺汤治燥热伤肺咳血

组方　党参 10 克　冬桑叶 10 克　枇杷叶 10 克　石膏 10 克　胡麻仁 10 克　炙甘草 8 克　阿胶 10 克（烊化）　杏仁 10 克（去皮尖，炒，

打） 麦门冬 10 克

治疗 燥热伤肺，肺络受损，症见干咳无痰，时咳血丝，气喘，鼻咽干燥，皮肤干燥不润，烦躁，脉涩等。

用法 药 9 味，以适量水煎，汤成去渣，取汁温服，日 1 剂，分 2 次服。

先用小青龙汤后用圣愈汤加味治内伤外感咳血

组方 小青龙汤：麻黄 8 克 桂枝 8 克 制半夏 8 克 白芍 8 克干姜 8 克 五味子 8 克 细辛 5 克 炙甘草 8 克

圣愈汤加味：黄芪 10 克 党参 10 克 熟地黄 10 克 当归 10 克川芎 8 克 白芍 10 克 茯苓 10 克 紫菀 10 克

治疗 外寒内饮，肺络损伤，症见久病咳血，时发时止，身体衰弱，心悸，少气，鼻流清涕，咳嗽，吐白色痰涎泡沫，稍受寒凉则咳嗽加剧而带血，全身恶寒等。

用法 以适量水煎，汤成去渣，取汁温服，日 1 剂，分 2 次服。

六十二、吐血用方

泻心汤加味治热盛吐血

组方　黄连 10 克　黄芩 10 克　生地黄 10 克　大黄 10 克　赤芍 10 克　鲜侧柏叶 20 克　童便 1 杯

治疗　心火亢盛，灼伤胃络，症见吐血，血色鲜红，兼见心中懊憹烦乱，大便干燥，口渴欲引，舌赤苔黄，脉数等。

用法　药 7 味，以适量水，先煎前 6 味，汤成去渣取汁，兑童子便于药汁中，搅匀温服。日 1 剂，分 2 次服。

柏叶汤治中气虚寒吐血

组方　侧柏叶 10 克　干姜炭 10 克　干艾叶 10 克　马通汁 1 盏

治疗　中气虚寒，脾失统血，症见吐血，血色黯红，面色萎黄，腹部喜温喜按，四肢不温，口淡不渴，舌淡，苔白，脉缓等。

用法　药 4 味，以适量水，先煎前 3 味，汤成去渣取汁，兑马通汁于药汁中，搅匀温服，日 1 剂，分 2 次服。今以童便替代马通汁。

黄土汤治脾肾虚寒吐血

组方　生地 10 克　黄芩 10 克　制附片 10 克　甘草 8 克　炒白术 10 克　灶中黄土 20 克　阿胶 10 克（烊化）

治疗　脾肾虚寒，血逆而上，症见吐血，血色紫黯，面色无华，肢体不温，大便稀溏，舌淡脉弱等。

用法　药7味，以适量水，先煎前6味，汤成去渣取汁，纳阿胶于药汁中烊化，搅匀温服，日1剂，分2次服。临床运用时，可以赤石脂易黄土；以黑姜炭易附子。

干姜黄芩黄连人参汤治寒热错杂吐血

组方　党参10克　干姜10克　黄芩10克　黄连10克

治疗　脾气不足，寒热错杂，症见吐血，食入即吐，吐出之物气味酸臭等。

用法　药4味，以适量水煎，汤成去渣，取汁温服，日1剂，分2次服。

六十三、齿衄用方

调胃承气汤治阳明邪热齿衄

组方　大黄10克　炙甘草10克　芒硝10克（烊化）

治疗　邪热内结肠道，症见牙齿出血，口渴，大便秘结，腹满拒按，舌苔黄，脉虚数等。

用法　药3味，以适量水，先煎前2味，汤成去渣取汁，纳芒硝于药汁中烊化，搅匀，温服，日1剂，分2次服。

白虎汤加味治邪热伤经齿衄

组方　生石膏20克　知母10克　甘草10克　炒粳米10克　花粉10克　石斛10克　侧柏叶10克

治疗　邪热伤经，迫血妄行，症见牙齿出血，心烦，口渴，脉实，或见身热，汗出，舌红，脉数等。

用法　药7味，以适量水煎，汤成去渣，取汁温服，日1剂，分2次服。

六味地黄汤治肝肾阴虚齿衄

组方　熟地黄24克　山药12克　山茱萸12克　茯苓10克　泽泻10克　粉丹皮10克

治疗　肝肾阴虚，症见睡眠时牙龈出血，醒后血止，腰膝酸软，头晕耳鸣等。

　　用法　药 6 味，以适量水煎，汤成去渣，取汁温服，日 1 剂，分 2 次服。

六十四、便血用方

赤小豆当归散加味治湿热蕴结便血

组方　当归10克　槐花10克　赤小豆芽15克　地榆10克　白芍10克　炒枳壳10克　制刺猬皮10克

治疗　湿热郁于肠道，损伤络脉，症见便血，血色鲜红，或先血后便，大便不畅，口苦咽干，舌苔黄腻，脉濡数等。

用法　药7味，以适量水煎，汤成去渣，取汁温服，日1剂，分2次服。

黄土汤治脾胃虚寒便血

组方　生地黄10克　黄芩10克　炒白术10克　炙甘草10克　干姜炭10克　赤石脂10克　阿胶10克（烊化）

治疗　中气虚弱，脾不统血，症见便后下血，血色紫黯，甚则黑色，腹痛隐隐，喜热饮，精神倦怠，大便稀薄，面色不华，舌质淡，脉细等。

用法　药7味，以适量水，先煎前6味，待水减半，去渣取汁，纳阿胶于药汁中烊化，搅匀，温服，日1剂，分2次服。

胶艾汤加味治气血两虚便血

组方　生地15克　当归10克　炙甘草8克　白芍10克　川芎10

克 炙黄芪 10 克 党参 10 克 艾叶 10 克 炒白术 10 克 阿胶 10 克（烊化）

治疗 气血两虚，症见便后下血，血色紫黯，神疲懒言，少气不足以息，面色少华，心悸失眠，舌淡，脉细等。

用法 药 10 味，以适量水，先煎前 9 味，待水减半，去渣取汁，纳阿胶于药汁中烊化，搅匀，温服，日 1 剂，分 2 次服。

归脾汤治心脾两虚便血

组方 炙黄芪 10 克 炒白术 10 克 茯神 10 克 龙眼肉 10 克 炒枣仁 10 克 党参 10 克 广木香 6 克 炙甘草 10 克 当归 10 克 远志 8 克 大枣 2 枚（擘） 生姜 6 克

治疗 心脾两虚，症见便后下血，血色黯红，兼见心悸失眠，食少体倦，健忘，舌质淡，脉弱等。

用法 药 12 味，以适量水煎，汤成去渣，取汁温服，日 1 剂，分 2 次服。

自拟活血化瘀汤治瘀血内阻便血

组方 当归 10 克 川芎 10 克 制香附 10 克 赤芍 10 克 桃仁 10 克 制乳香 10 克 红花 10 克 青皮 10 克 炒枳壳 10 克 大黄 10 克 制没药 10 克

治疗 瘀血阻遏肠道，气阻血不循经，症见大便色黑而易解，腹痛，或见胸闷，舌质有青紫色瘀斑，脉涩等。

用法 药 11 味，以适量水煎，汤成去渣，取汁温服，日 1 剂，分 2 次服。

抵当汤治下焦蓄血便血

组方 炒水蛭 10 克 虻虫 10 克（去足翅，炒） 大黄 10 克（酒

洗）　桃仁10克（去皮尖，炒，打）

治疗　下焦蓄血内结，症见大便色黑而易解，小腹硬满疼痛拒按，小便自利，喜忘，或妇女经行不利等。

用法　药4味，以适量水煎，汤成去渣，取汁温服，日1剂，分2次服。

六十五、尿血用方

六味地黄汤治肝肾阴虚尿血

组方　熟地黄 24 克　山药 12 克　山茱萸 12 克　泽泻 10 克　茯苓 10 克　粉丹皮 10 克

治疗　肝肾阴虚，虚热灼络，症见尿血，血色淡红，小便时有疼痛之感，兼见腰膝酸软，目视昏糊，口舌干燥，脉细等。

用法　药 6 味，以适量水煎，汤成去渣，取汁温服，日 1 剂，分 2 次服。

抵当汤治瘀血尿血

组方　炒水蛭 10 克　虻虫 10 克（炒，去翅足）　大黄 10 克（酒浸）　桃仁 10 克（去皮尖，炒，打）

治疗　血蓄内结膀胱，症见尿血，小腹硬满，疼痛拒按，脉涩等。

用法　药 4 味，共研细末，以适量水煎，汤成去渣，取汁温服，日 1 剂，分 2 次服。

六十六、紫斑用方

归脾汤治心脾两虚紫斑

组方　党参 10 克　黄芪 10 克　炒白术 10 克　当归 10 克　茯神 10 克　炙甘草 8 克　生姜 5 克　远志 10 克　炒酸枣仁 10 克　广木香 6 克　龙眼肉 10 克　大枣 2 枚（擘）

治疗　心脾两虚紫斑，症见皮肤散现青紫色斑块，或兼见心悸，健忘，失眠，体倦，食少等。

用法　药 12 味，以适量水煎，汤成去渣，取汁温服，日 1 剂，分 2 次服。

胶艾汤加味治冲任不固紫斑

组方　生地黄 18 克　当归 10 克　炒白术 10 克　白芍 10 克　川芎 10 克　炙甘草 8 克　党参 10 克　黄芪 10 克　干艾叶 10 克　阿胶 10 克（烊化）

治疗　冲任不固，气虚下陷紫斑，症见周身皮肤散现青紫色斑块，妇女经行量多，或淋沥不尽，肢体不温等。

用法　药 10 味，以适量水，先煎前 9 味，待水减半，去渣取汁，纳阿胶于药汁中烊化，搅匀，温服，日 1 剂，分 2 次服。

麦门冬汤加味治肺虚气燥紫斑

组方　党参10克　麦门冬20克　法半夏10克　生地10克　炒粳米10克　炙甘草10克　当归10克　大枣3枚（擘）　白芍药10克

治疗　肺虚气燥，失其治节，症见周身皮肤经常出现青紫色斑块，时多时少，按之不痛，闭经，稍受热即流鼻血，口干，背部时常发胀等。

用法　药9味，以适量水煎药，煮米熟，汤成去渣，取汁温服，日1剂，分2次服。

地骨皮饮治阴虚血少紫斑

组方　当归10克　生地10克　地骨皮10克　川芎8克　白芍10克　牡丹皮10克

治疗　阴虚阳热，灼伤络脉，症见皮肤上出现散在青紫色斑块，按之不痛，五心烦热，口渴，尿黄，或面色少华等。

用法　药6味，以适量水煎，汤成去渣，取汁温服，日1剂，分2次服。

桃红四物汤加味治瘀血阻滞紫斑

组方　生地黄10克　当归10克　制乳香10克　赤芍10克　川芎10克　制没药10克　桃仁10克　红花10克　制香附10克

治疗　络脉损伤，血气凝滞内阻，症见肢体皮肤稍经触击即现青紫色斑块，历经数日难以消退，按压斑块时则有疼痛之感觉，舌质淡黯，脉涩等。

用法　药9味，以适量水煎，汤成去渣，取汁温服，日1剂，分2次服。

荆防败毒散治风寒袭表紫斑

组方　荆芥 10 克　防风 10 克　炒枳壳 10 克　茯苓 10 克　川芎 8 克　炙甘草 10 克　羌活 10 克　独活 10 克　柴胡 10 克　前胡 10 克　桔梗 10 克　生姜 8 克

治疗　风寒袭表，血脉凝滞，症见周身皮肤常现青紫色斑块，皮肤瘙痒，或兼见恶寒发热，脉浮等。

用法　药 12 味，以适量水煎，汤成去渣，取汁温服，日 1 剂，分 2 次服。

六十七、肺痈用方

《千金》苇茎汤加味治风热蓄结肺痈

组方　苇茎30克　薏苡仁10克　桃仁10克　冬瓜仁10克　桔梗10克　贝母10克　鱼腥草15克　生甘草10克

治疗　风热蓄结于肺，伤络腐血，症见咳嗽，咳引胸痛，烦满，微热，口干，唾出的脓血腥臭等。

用法　药8味，以适量水煎，汤成去渣，取汁温服，日1剂，分2次服。

桔梗汤治风热壅肺肺痈

组方　桔梗15克　生甘草30克

治疗　风热壅肺，灼络腐血，症见病久势缓，咳嗽，胸满，振寒，咽干不渴，时出浊唾腥臭，久久吐脓如米粥，脉数等。

用法　药2味，以适量水煎，汤成去渣，取汁温服，日1剂，分2次服。或用开水浸汁，代茶饮，可长期服用。

薏苡附子败酱散加味治经久不愈肺痈

组方　薏苡仁5克　败酱草10克　熟附片8克　桂枝8克　黄芪15克　党参10克　麦冬10克　桔梗10克　甘草10克

治疗　肺痈脓肿久久不愈，症见咳嗽吐脓微有腥臭，少气乏力，两手不温，脉虚而缓等。

用法　药9味，以适量水煎，汤成去渣，取汁温服，日1剂，分2次服。

六十八、肠痈用方

大黄牡丹皮汤治邪热壅滞肠痈

组方　大黄 10 克　牡丹皮 10 克　冬瓜仁 15 克　桃仁 10 克（去皮尖，炒，打）　芒硝 10 克（烊化）

治疗　肠痈初起，未化脓或正化脓之时，寒热，恶心，呕吐，右少腹疼痛拒按，食欲减退，大便干燥等。

用法　药 5 味，加水适量，先煎前 4 味，汤成去渣取汁，纳芒硝于药汁中烊化，搅匀，温服，日 1 剂，分 2 次服。

清肠饮治体弱肠痈

组方　金银花 10 克　玄参 10 克　黄芩 10 克　麦冬 10 克　当归 10 克　地榆 10 克　薏苡仁 15 克　甘草 10 克

治疗　体弱而肠痈者，症见少腹疼痛，手不可按，右足屈而不能伸等。

用法　药 8 味，以适量水煎，汤成去渣，取汁温服，日 1 剂，分 2 次服。

六十九、胃脘痈用方

大黄牡丹皮汤治热聚血瘀胃脘痈

组方　大黄 10 克　丹皮 10 克　冬瓜仁 20 克　芒硝 10 克　桃仁 10 克（去皮尖，炒，打）

治疗　胃脘痈初期之热聚胃脘，瘀血内阻，症见胃脘部肌肉微微隆起，隐隐作痛，拒按，皮肤甲错，寒热如疟，脉涩滞等。

用法　药 5 味，以适量水，先煎 3 味，汤将成加大黄微煎，去渣取汁，纳芒硝于药汁中烊化，搅匀顿服。

赤豆苡仁汤加味治胃脘痈脓已成

组方　赤小豆 10 克　薏苡仁 10 克　防己 10 克　冬瓜仁 20 克　生甘草 10 克

治疗　胃脘痈脓已成，症见胃脘部皮肤隆起，胃痛拒按，肌肤甲错，脉洪数等。

用法　药 5 味，以适量水煎，汤成去渣，取汁温服，日 1 剂，分 2 次服。

七十、月经先期用方

四物汤加减治血热月经先期

组方　生地黄 15 克　当归 10 克　白芍 10 克　栀子 10 克　黄芩 10 克　大黄 6 克

治疗　血分有热之月经先期，症见月经先期而至，量多，色紫，质稠，或夹有血块，常伴有口干渴，喜饮，心胸烦躁，大便燥结，小便短黄等。

用法　药 6 味，以适量水煎，汤成去渣，取汁温服，日 1 剂，分 2 次服。

丹栀逍遥散治肝郁实热月经先期

组方　柴胡 10 克　当归 10 克　白芍 10 克　白术 10 克　茯苓 10 克　丹皮 10 克　栀子 10 克　薄荷 3 克（后下）　甘草 8 克　生姜 3 克

治疗　肝郁实热，月经先期，症见月经先期而至，量多，色紫，质稠，或夹有血块，心烦易怒，口苦咽干，胸胁满闷，两乳及小腹胀痛，舌苔黄，脉弦数等

用法　药 10 味，加水适量煎煮，汤将成加薄荷同煎，稍后香气出，去渣取汁，温服，日 1 剂，分 2 次服。

自拟方治虚热月经先期

组方　生地黄15克　赤芍10克　丹皮10克　玉竹10克　麦冬10克　茜草10克　槐花10克　凌霄花10克

治疗　阴虚内热，热扰血海，症见月经先期，经量少，或较多，色经，质稠，伴口燥咽干，五心烦热，舌红少苔，脉细数等。

用法　药8味，以适量水煎，汤成去渣，取汁温服，日1剂，分2次服。

归脾汤治心脾气虚月经先期

组方　党参10克　炙黄芪12克　炒白术12克　茯神10克　当归10克　广木香6克　酸枣仁10克　龙眼肉10克　远志10克　甘草8克

治疗　心脾两虚，血失统领，症见月经先期，量多，色淡红，质稀，伴神疲倦怠，心悸少气，纳少，懒于言语，少腹空坠，舌苔薄，脉虚弱无力等。

用法　药10味，以适量水煎，汤成去渣，取汁温服，日1剂，分2次服。

补中益气汤治中虚下陷月经先期

组方　炙黄芪12克　党参10克　白术10克　陈皮10克　升麻3克　柴胡3克　当归10克　炙甘草10克

治疗　中气虚陷之月经先期，症见月经先行，量多，色淡红，质稀，神疲倦怠，食欲不振，纳呆，舌淡苔薄，脉虚弱无力等。

用法　药8味，以适量水煎，汤成去渣，取汁温服，日1剂，分2次服。

右归饮加减治肾虚月经先期

组方　熟地 10 克　山萸肉 10 克　山药 10 克　肉桂 3 克　附片 3克　杜仲 10 克　枸杞子 10 克　菟丝子 10 克　女贞子 10 克　五味子 10克　甘草 6 克

治疗　肾气虚弱，冲任不固，症见月经先期量多，色黯红，伴头晕耳鸣，腰膝酸软，肢体乏力，脉细弱等。

用法　药 11 味，以适量水煎，汤成去渣，取汁温服，日 1 剂，分 2次服。

七十 ◎ 月经先期用方

七十一、月经后期用方

温经汤治寒凝血滞月经后期

组方　党参 10 克　当归 10 克　白芍 10 克　川芎 10 克　阿胶 10 克（烊化）　吴茱萸 10 克　桂枝 10 克　丹皮 10 克　麦冬 15 克　法半夏 8 克　生姜 10 克　甘草 8 克

治疗　寒邪客于胞宫，血凝气滞，症见经行后期，经量少，血色乌黑有块，并伴有肢冷畏寒，少腹冷痛，得热则减，纳少，便溏，舌苔薄，脉沉弦等。

用法　药 12 味，以适量水煎汤，去渣取汁，纳阿胶于药汁中烊化，搅匀，温服，日 1 剂，分 2 次服。

八珍益母汤治气血不足月经后期

组方　党参 10 克　白术 10 克　茯苓 10 克　炙甘草 10 克　熟地黄 15 克　当归 10 克　白芍 10 克　川芎 10 克　益母草 12 克

治疗　气血不足，血海空虚，症见月经后期，量少，色淡，质清稀，伴有小腹空坠，隐痛喜按，面色萎黄，头晕心悸等。

用法　药 9 味，以适量水煎，汤成去渣，取汁温服，日 1 剂，分 2 次服。

归芍地黄汤加味治肾虚月经后期

组方　熟地黄 15 克　山萸肉 10 克　山药 10 克　茯苓 10 克　泽泻 8 克　丹皮 8 克　当归 10 克　白芍 10 克　菟丝子 15 克　补骨脂 10 克　杜仲 10 克

治疗　肾气虚弱，冲任不足，症见月经后期，量少，色黯，伴头晕耳鸣，腰膝酸软，四肢清冷，尿频色清等。

用法　药 11 味，以适量水煎，汤成去渣，取汁温服，日 1 剂，分 2 次服。

七十二、月经先后无定期用方

逍遥散加味治肝郁气滞月经无定期

组方 柴胡10克 当归10克 白芍10克 白术10克 茯苓10克 薄荷3克 甘草6克 生姜3克 青皮10克

治疗 肝郁气滞，月经先后不定期，症见月经来时无定期，经行不畅，伴有经行前后乳房胀痛，少腹胀满，胸闷嗳气，舌苔薄白，脉弦等。

用法 药9味，以适量水煎，汤成去渣，取汁温服，日1剂，分2次服。

归脾汤加味治脾虚月经行时无定期

组方 党参10克 当归10克 黄芪10克 远志10克 酸枣仁10克 龙眼肉10克 茯神10克 广木香6克 白术10克 甘草8克 生姜5克

治疗 脾虚气弱，升降失常，症见月经或前或后，经量时多时少，色淡，质稀，伴神疲倦怠，四肢乏力，食欲不振，大便稀溏，或浮肿，舌淡，脉缓等。

用法 药11味，以适量水煎，汤成去渣，取汁温服，日1剂，分2次服。

归芍地黄汤加味治肾虚月经先后无定期

组方　熟地黄15克　山萸肉10克　山药10克　茯苓10克　泽泻10克　丹皮10克　当归10克　白芍10克　补骨脂10克　杜仲10克　川断10克　肉桂3克　附片3克

治疗　肾虚不足，冲任失调，症见月经先后不定期，经量少，经色黯，质清稀，伴面色晦暗，头晕耳鸣，腰骶酸软，尿频色清等。

用法　药13味，以适量水煎，汤成去渣，取汁温服，日1剂，分2次服。

七十三、月经一月再现用方

丹栀逍遥散治肝郁火旺经间期出血

组方　柴胡 10 克　当归 10 克　白芍 10 克　白术 10 克　茯苓 10 克　薄荷 3 克　丹皮 10 克　栀子 10 克　炙甘草 8 克　生姜 3 克

治疗　肝郁化火，损伤胸络，症见经间期出血，量少，色红，伴两乳房作胀，胁腹胀痛，心烦易怒等。

用法　药 10 味，以适量水煎，汤成去渣，取汁温服，日 1 剂，分 2 次服。

地骨皮饮治阴虚内热经间期出血

组方　生地黄 10 克　当归 10 克　白芍 10 克　川芎 8 克　丹皮 10 克　地骨皮 10 克

治疗　阴虚有热，热伤血络，症见经间期出血，量不多，色红，伴头昏腰酸，大便干，小便黄等。

用法　药 6 味，以适量水煎，汤成去渣，取汁温服，日 1 剂，分 2 次服。

土瓜根散加味治血液瘀滞经间期出血

组方　地瓜根 10 克　桂枝 10 克　白芍 10 克　䗪虫 8 克　当归 10 克　川芎 10 克

治疗　瘀血阻于冲任，胞络受损，症见经间期出血，量少，色黯，质稠，小腹痛，舌黯，有瘀斑等。

用法　药6味，以适量水煎，汤成去渣，取汁温服，日1剂，分2次服。

四物汤合三妙散加减治湿热阻滞经间期出血

组方　当归10克　白芍10克　川芎10克　苍术10克　黄柏10克　牛膝10克　制香附10克　菝葜15克

治疗　湿热困阻冲任，扰动血海，症见经间期出血，量多或少，色红，质黏腻，或如赤白带样，伴神疲乏力，胸闷肢困，纳差，平时白带量多，苔腻等。

用法　药8味，以适量水煎，汤成去渣，取汁温服，日1剂，分2次服。

七十四、月经过多用方

自拟方治血热月经过多

组方　生地黄 12 克　赤芍 10 克　丹皮 10 克　茜草 10 克　槐花 10 克　地榆 10 克　凌霄花 10 克

治疗　血分有热，扰及血海，症见月经量多，色鲜红，质稠，伴心烦，口渴，欲饮，小便黄，大便结等。

用法　药 7 味，以适量水煎，汤成去渣，取汁温服，日 1 剂，分 2 次服。

补中益气汤加味治气虚月经过多

组方　炙黄芪 12 克　炒白术 10 克　党参 10 克　陈皮 10 克　升麻 3 克　柴胡 3 克　当归 10 克　炒艾叶 10 克　阿胶 10 克（烊化）　炙甘草 8 克

治疗　气虚失摄，冲任不固，症见月经量多，色淡红，质清稀，伴面色白，少气懒言，四肢无力等。

用法　药 10 味，以适量水煎，汤成去渣，取汁温服，日 1 剂，分 2 次服。

桃红四物汤加味治血瘀月经过多

组方　生地黄 10 克　当归 10 克　赤芍 10 克　川芎 10 克　桃仁 10

克　红花 10 克　制香附 10 克　炒蒲黄 10 克　炒五灵脂 10 克　荆芥 10 克

治疗　瘀血阻于胞络，络伤血溢，症见经血量多，或淋沥不净，色紫黑有血块，伴小腹疼痛，舌质紫黯，有瘀斑等。

用法　药 10 味，以适量水煎，汤成去渣，取汁温服，日 1 剂，分 2 次服。

七十五、崩漏用方

人参养荣汤治气虚崩漏

组方　党参10克　炒白术10克　炙黄芪15克　茯苓10克　炙甘草8克　熟地黄12克　当归10克　白芍10克　肉桂3克　陈皮6克　远志10克　五味子8克

治疗　气虚统摄无权，症见非经期而下血不止，量多如注，或量少淋沥不尽，血色淡质清稀，伴头昏乏力，少气神疲，面白无华，心悸失眠，腹部隐痛等。

用法　药12味，以适量水煎，汤成去渣，取汁温服，日1剂，分2次服。

胶艾汤加味治气阴两虚崩漏

组方　生地黄15克　当归10克　川芎10克　白芍10克　阿胶10克（烊化）　艾叶10克　党参10克　炙黄芪10克　白术10克　炙甘草8克

治疗　病久气阴两虚，不能摄血，症见经乱无期，出血量多或淋沥不尽，伴头目昏晕，少气神疲，心烦口干等。

用法　药10味，加水适量煎煮，汤成去渣取汁，纳阿胶于药汁中烊化，搅匀，温服，日1剂，分2次服。

当归阿胶红花瓜仁汤治血瘀崩漏

组方　当归 15 克　阿胶 15 克（烊化）　红花 12 克　冬瓜仁 10 克

治疗　瘀血内阻冲任胞宫，症见经血非时而下，时下时止，或淋沥不尽，或停闭日久又突然崩中下血，继而淋沥不断，或如赤白带样，色紫黑有块，小腹疼痛，舌质黯，脉涩滞等。

用法　药 4 味，加水浓煎，1 次服完。

七十六、月经过少与闭经用方

麦门冬汤加味治肺气虚弱月经过少与经闭

组方 麦门冬 20 克 制半夏 10 克 党参 10 克 当归 10 克 白芍 10 克 炒粳米 15 克 炙甘草 10 克 红枣 4 枚（擘）

治疗 肺虚气弱，阴液不足，症见月经量少，或月事不行，伴燥热，口干，咳嗽，或鼻衄，脉虚等。

用法 药 8 味，加水适量煎汤，待米熟汤成，去渣取汁，温服。日 1 剂，分 2 次服。

炙甘草汤加味治心气虚弱月经过少与经闭

组方 炙甘草 12 克 麦冬 10 克 党参 10 克 麻仁 10 克 桂枝 10 克 生地黄 10 克 当归 10 克 阿胶 10 克（烊化） 生姜 10 克 红枣 4 枚（擘）

治疗 心气虚而不生血，血海空虚，症见月经量少或闭经，伴心悸气短，动则尤甚，神疲乏力，少气懒言，脉细弱或结代等。

用法 药 10 味，以水适量煎煮，汤成去渣取汁，纳阿胶于药汁中烊化，搅匀，温服。日 1 剂，分 2 次。

归脾汤治脾气虚弱月经过少与经闭

组方 党参 10 克 炙黄芪 10 克 白术 10 克 茯神 10 克 当归 10

克　木香 6 克　炒枣仁 10 克（打）　龙眼肉 10 克　远志 10 克　炙甘草 8 克

治疗　脾气虚而血无从生化，血海空虚不足，症见月经量少，或经闭，伴面色萎黄，倦怠乏力，纳少便溏，肢肿腹胀等。

用法　药 10 味，加水适量煎煮，汤成去渣，取汁温服。日 1 剂，分 2 次。

右归饮加味治肾气虚弱月经过少或经闭

组方　熟地黄 10 克　山萸肉 10 克　山药 10 克　枸杞子 10 克　杜仲 10 克　制附子 3 克　肉桂 3 克　补骨脂 10 克　菟丝子 10 克

治疗　肾气亏虚，精血不足，症见月经量少，甚至闭经，伴腰酸，头晕耳鸣，少寐健忘，倦怠乏力等。

用法　药 9 味，以适量水煎，汤成去渣，取汁温服，日 1 剂，分 2 次服。

四物汤加味治血虚月经量少或闭经

组方　生地 10 克　熟地 10 克　当归 10 克　白芍 10 克　川芎 6 克　阿胶 10 克（烊化）　麦冬 10 克　炙甘草 8 克

治疗　血虚不足，血海空虚，症见月经量少或闭经，伴头晕目眩，唇淡，面白无华，失眠多梦，口燥咽干等。

用法　药 8 味，以适量水煎，汤成去渣，取汁温服，日 1 剂，分 2 次服。

逍遥散加味治肝郁气滞月经过少或闭经

组方　柴胡 10 克　当归 10 克　白芍 10 克　白术 10 克　茯苓 10 克　郁金 10 克　薄荷 6 克　生姜 3 克　甘草 8 克

治疗　肝郁气滞，冲任不调，症见月经量少或闭经，伴胸胁胀满，乳房胀痛，烦躁易怒，口干苦，善太息等。

用法 药9味，以适量水煎，汤成去渣，取汁温服，日1剂，分2次服。

桃红四物汤合下瘀血汤治血瘀月经量少或闭经

组方 生地黄10克 当归10克 赤芍10克 川芎10克 桃仁10克 红花10克 大黄10克 䗪虫6克

治疗 瘀血内行，积于血海，冲任不调，症见月经量少，有血块，或闭经不行，伴有小腹疼痛拒按，胸胁胀满，舌质紫黯，脉弦或涩等。

用法 药8味，以适量水煎，汤成去渣，取汁温服，日1剂，分2次服。

当归四逆加吴茱萸生姜汤治寒凝月经量少或闭经

组方 当归12克 桂枝10克 白芍10克 细辛6克 木通10克 吴茱萸10克 生姜10克 炙甘草10克 红枣4枚（擘）

治疗 寒凝血泣，经行不利，症见月经量少或闭经，伴小腹清冷绞痛，得热则减，四肢不温，白带量多清稀等。

用法 药9味，以适量水煎，汤成去渣，取汁温服，日1剂，分2次服。

二陈汤加味治痰湿月经量少或经闭

组方 苍术10克 白术10克 制半夏10克 陈皮10克 茯苓10克 制香附10克 枳实10克 当归10克 川芎10克 炙甘草8克

治疗 痰湿阻滞，壅塞冲任，症见月经量少或闭经，伴头目晕眩，纳呆，肢体困重，白带量多，形体肥胖等。

用法 药10味，以适量水煎，汤成去渣，取汁温服，日1剂，分2次服。

七十七、痛经用方

桃红四物汤加减治气滞血瘀痛经

组方　当归10克　赤芍10克　川芎10克　桃仁10克　红花10克　制香附10克　制乳香10克　制没药10克　酒制大黄8克

治疗　气滞血瘀，冲任不调，症见经期或经前小腹胀痛或刺痛，拒按，有时痛连腰腿或胸胁乳房，伴经行不畅，色紫黯有血块，血块下后痛减，舌发紫黯有瘀斑，脉弦涩或沉涩等。

用法　药9味，以适量水煎，汤成去渣，取汁温服，日1剂，分2次服。

当归四逆加吴茱萸生姜汤治寒湿凝滞痛经

组方　当归10克　桂枝10克　白芍10克　细辛6克　木通10克　炙甘草10克　吴茱萸10克　生姜10克　大枣3枚（擘）

治疗　寒湿凝滞，经气不通，症见经期或经前小腹疼痛，得热则减，触之痛甚，经量少，经色黯，形寒肢冷，舌苔白腻，脉沉紧等。

用法　药9味，以适量水煎，汤成去渣，取汁温服，日1剂，分2次服。

八珍汤加味治气血虚弱痛经

组方　党参10克　炒白术10克　茯苓10克　炙甘草10克　炙黄

芪 12 克　熟地黄 10 克　当归 10 克　白芍 10 克　川芎 10 克　阿胶 10 克（烊化）

治疗　气血虚弱，冲任不足，血海空虚，症见经期或经后小腹隐痛或坠痛，喜按，经量少，色淡，质稀，伴面色白，神疲乏力，心悸多梦，食欲不振等。

用法　药 10 味，加水适量煎煮，汤成去渣取汁，入阿胶于药汁中烊化，搅匀，温服，日 1 剂，分 2 次服。

七十八、经期乳房胀痛用方

柴胡疏肝散加味治肝郁气阻乳房胀痛

组方　柴胡 10 克　枳壳 10 克　白芍 10 克　甘草 8 克　制香附 10 克　川芎 10 克　川楝子 10 克　玄胡 10 克

治疗　肝郁气滞，症见月经期间两乳发胀而痛，经前胀痛尤为明显，胀不能触摸，伴有胸胁及小腹胀痛等。

用法　药 8 味，以水适量煎煮，汤成去渣，取汁温服，日 1 剂，分 2 次服。

四物汤加味治血郁阻滞乳房胀痛

组方　生地黄 10 克　当归 10 克　白芍 10 克　川芎 10 克　制香附 10 克　枳壳 10 克　青皮 10 克　丝瓜络 30 克

治疗　血瘀阻滞，症见经行期间乳房疼痛而胀，经前尤为明显，疼痛不可触摸等。

用法　药 8 味，以水适量煎煮，汤成去渣，取汁温服，日 1 剂，分 2 次服。

八珍汤加味治气血虚弱乳房胀痛

组方　熟地黄 15 克　当归 10 克　白芍 10 克　川芎 8 克　炒白术 10 克　茯苓 10 克　党参 10 克　炙甘草 8 克　青皮 10 克

治疗　气血不足而虚弱，症见乳房隐隐作痛，月经期后明显，伴面色无华，气短乏力等。

用法　药9味，以水适量煎煮，汤成去渣，取汁温服，日2次。

二陈汤加味治痰湿郁阻乳房胀痛

组方　制半夏10克　陈皮10克　茯苓10克　甘草6克　浙贝母10克　夏枯草10克　鹿角霜10克

治疗　痰湿壅盛而阻滞，症见月经前后及经期内乳房胀痛，扪之有结块，脘腹满胀，月经不调，苔腻脉滑等。

用法　药7味，以水适量煎煮，汤成去渣，取汁温服，日1剂，分2次服。

七十九、经行寒热用方

四物汤合桂枝汤治营卫不和经行寒热

组方　生地黄 10 克　当归 10 克　川芎 10 克　白芍 10 克　桂枝 10 克　炙甘草 8 克　生姜 6 克　大枣 4 枚（擘）

治疗　营卫失和，经行寒热，症见经期或月经前后，即恶寒发热，如感冒之状，伴有自汗、神疲、肢软等。

用法　药 8 味，以水适量煎煮，汤成去渣，取汁温服，日 1 剂，分 2 次服。

小柴胡汤加味治肝胆失调经行寒热

组方　柴胡 15 克　黄芩 10 克　法半夏 10 克　党参 10 克　生姜 10 克　炙甘草 8 克　红枣 4 枚（擘）　当归 10 克　川芎 10 克

治疗　肝胆失调，经行寒热，症见经期或月经前后，即出现乍寒乍热，或往来寒热，有如疟状，伴呕恶、心烦等。

用法　药 9 味，以水适量煎煮，汤成去渣，取汁温服，日 1 剂，分 2 次服。

八十、经期头痛用方

四物汤加味治血风经期头痛

组方　生地黄 10 克　当归 10 克　白芍 10 克　川芎 10 克　荆芥 10 克　防风 10 克　僵蚕 10 克　薄荷 10 克

治疗　风袭血分，血风上扰，症见经前或经期头部胀痛不已，伴头晕，月经量少，色紫等。

用法　药 8 味，以水适量煎煮，汤成去渣，取汁温服，日 1 剂，分 2 次服。

桃仁承气汤治血瘀经期头痛

组方　制大黄 10 克　芒硝 10 克（烊化）　炙甘草 8 克　桂枝 10 克　桃仁 10 克（去皮尖，炒，打）

治疗　血瘀阻滞，经脉不通，症见经前或经期，头痛剧烈如锥，固定不移，伴经行不畅，量少，有血块等。

用法　药 5 味，以水适量煎煮，汤成去渣，取汁温服，日 1 剂，分 2 次服。

逍遥散加味治肝郁经期头痛

组方　柴胡 10 克　当归 10 克　白芍 10 克　白术 10 克　茯苓 10 克　枳壳 10 克　薄荷 3 克　煨生姜 1 块　甘草 8 克

治疗　肝郁气冲，上扰清空，症见经期或月经前后，即感头部隐痛不适，烦躁口苦，两胁胀满等。

用法　药9味，以水适量煎煮，汤成去渣，取汁温服，日1剂，分2次服。

左归饮加味治肝肾阴虚经期头痛

组方　熟地黄10克　山萸肉10克　山药10克　枸杞子10克　茯苓10克　炙甘草8克　肉苁蓉10克　五味子8克

治疗　肝肾阴虚，精亏脑空，症见经期或经后头部空痛或隐痛，伴头晕耳鸣，神疲乏力，腰膝酸软，经量少等。

用法　药8味，以水适量煎煮，汤成去渣，取汁温服，日1剂，分2次服。

八十一、经期鼻衄用方

麦门冬汤治肺燥阴虚经期鼻衄

组方　麦门冬 15 克　法半夏 8 克　党参 8 克　甘草 8 克　粳米 15 克　红枣 4 枚（擘）

治疗　肺燥阴虚，经期鼻衄，症见经期或行经前后，鼻中出血，量少，色黯，伴鼻咽干燥，干咳少痰，皮毛不润，手足心热，月经时常提前，舌红少苔，脉虚数等。

用法　药 6 味，以水适量煎煮，汤成去渣，取汁温服，日 1 剂，分 2 次服。

四物汤合泻心汤加减治血热上扰经期鼻衄

组方　大黄 10 克　黄连 10 克　黄芩 10 克　生地 12 克　当归 10 克　白芍 10 克　丹皮 10 克　牛膝 10 克

治疗　血热上扰，经期鼻衄，症见经期或行经前后，鼻中出血，色红，心烦尿黄，月经时常提前，量少，或闭经不行。

用法　药 8 味，以水适量煎煮，汤成去渣，取汁温服，日 1 剂，分 2 次服。

八十二、经期浮肿用方

六君子汤治脾虚不运经期浮肿

组方　党参 10 克　炒白术 10 克　茯苓 10 克　法半夏 10 克　陈皮 10 克　甘草 10 克　生姜 6 克

治疗　脾虚不运，经期浮肿，症见经期或月经前后，早起面目浮肿，下午则面目肿消而两足浮肿，倦怠乏力，食少腹满，满而按之濡软，或自汗短气，苔薄白，脉虚弱等。

用法　药 7 味，以水适量煎煮，汤成去渣，取汁温服，日 1 剂，分 2 次服。

四物汤合五皮饮加减治气滞水停经行浮肿

组方　当归 10 克　白芍 10 克　川芎 10 克　茯苓皮 20 克　大腹皮 10 克　桑皮 10 克　陈皮 10 克　生姜皮 10 克　木通 10 克

治疗　气滞水停，经行浮肿，症见经期或行经前后，周身皮肤浮肿，按之凹陷不起，小便色黄，食欲不振，腹胀，身体重着，舌苔腻，脉濡等。

用法　药 9 味，以水适量煎煮，汤成去渣，取汁温服，日 1 剂，分 2 次服。

八十三、经期小便不利用方

四物汤合四苓散加味治血热经期小便不利

组方　生地 10 克　当归 10 克　白芍 10 克　川芎 8 克　猪苓 10 克
茯苓 10 克　白术 10 克　泽泻 10 克　木通 10 克　滑石 10 克　白茅根
15 克

治疗　血热内扰，经期小便不利，症见行经期间小便不利，急痛，
尿黄赤而短少，月经量多色红，心烦口渴，小腹痛等。

用法　药 11 味，以水适量煎煮，汤成去渣，取汁温服，日 1 剂，
分 2 次服。

真武汤加减治气结经期小便不利

组方　熟附片 10 克　炒白术 10 克　茯苓 10 克　生姜 10 克　干姜
10 克　山药 10 克　瞿麦 8 克　当归 10 克　川芎 10 克

治疗　阳虚气结，失于气化，症见经期小便不利，尿意频频，甚至
不能控制，尿短气白，无急痛，大便溏薄，小腹清冷等。

用法　药 9 味，以水适量煎煮，汤成去渣，取汁温服，日 1 剂，分
2 次服。

八十四、经期大便不调用方

四物汤合理中汤加减治脾虚经行腹泻

组方　熟地黄 10 克　当归 10 克　附片 8 克　川芎 10 克　党参 10 克　炒白术 10 克　干姜 10 克　炙甘草 8 克

治疗　脾虚气弱，失于健运，症见经期或经前后，大便稀溏泄泻，伴脘腹胀满不适，午后更甚，神疲乏力，月经量多，色淡等。

用法　药 8 味，以水适量煎煮，汤成去渣，取汁温服，日 1 剂，分 2 次服。

玉烛散治血热经行便秘

组方　生地黄 10 克　当归 10 克　白芍 10 克　川芎 10 克　大黄 8 克（后下）　芒硝 8 克（烊化）　炙甘草 8 克

治疗　血热移肠灼津，经行便秘，症见经期或行经前后，大便干燥，口渴欲饮冷饮，烦躁，月经先期量多，舌苔黄，脉弦数等。

用法　药 7 味，加水适量煎煮，汤成去渣取汁，纳芒硝于药汁中烊化，搅匀，温服，日 1 剂，分 2 次服。

桃红四物汤加味治血瘀经期便秘

组方　生地黄 12 克　当归 10 克　川芎 10 克　赤芍 10 克　桃仁 10 克　红花 10 克　枳实 10 克　大黄 10 克

治疗　血瘀阻滞肠道，症见经期或月经之前，大便秘结难解，腹痛不适，便后腹痛减轻，旋即又作，经血中带有血块，舌有瘀斑等。

用法　药 8 味，以适量水煎，汤成去渣，取汁温服，日 1 剂，分 2 次服。

四物汤加味治血虚经行便秘

组方　生地黄 15 克　当归 10 克　白芍 10 克　川芎 10 克　火麻仁 15 克　郁李仁 12 克　肉苁蓉 10 克

治疗　血虚阴亏，大肠失润，症见经期或经后大便秘结，口舌干燥，肌肤不润，经量少，色淡等。

用法　药 7 味，以适量水煎，汤成去渣，取汁温服，日 1 剂，分 2 次服。

八十五、白带用方

自拟方治脾气虚寒妇女白带

组方　党参 10 克　白术 10 克　山药 12 克　茯苓 10 克　扁豆 10 克　菝葜 15 克　当归 10 克　川芎 10 克　芡实 10 克

治疗　脾气虚寒，湿浊下注，症见白带量多，色白或淡黄，质稀，无臭味，面色白或萎黄，四肢不温，精神倦怠，纳少便溏，舌苔白，脉缓等。

用法　药 9 味，以适量水煎，汤成去渣，取汁温服，日 1 剂，分 2 次服。

自拟方治肾阴不足妇女白带

组方　熟地黄 15 克　山药 12 克　枣皮 10 克　茯苓 10 克　扁豆 10 克　菝葜 15 克　芡实 10 克　肉桂 5 克　补骨脂 10 克　菟丝子 10 克　当归 10 克　川芎 10 克

治疗　肾阳不足，水湿滞下，症见白带量多，色白清冷，质稀，小腹不温，腰酸如折，小便频数，夜间尤甚，大便稀溏，苔薄白，脉沉迟等。

用法　药 12 味，以适量水煎，汤成去渣，取汁温服，日 2 次。

自拟方治湿热蕴积妇女白带

组方　山药 10 克　扁豆 10 克　菝葜 30 克　茯苓 12 克　黄柏 10 克　栀子 10 克　芡实 10 克　当归 10 克　白芍 10 克

治疗　湿热蕴积，下移胞宫，症见带下量多，色黄，质稠，有臭秽气味，胸闷纳呆，小腹疼痛，小便黄，阴痒等。

用法　药 9 味，以适量水煎，汤成去渣，取汁温服，日 1 剂，分 2 次服。若兼头昏目眩，五心烦热，腰膝酸软者，去扁豆、栀子，加生地黄、山茱萸、知母、泽泻等。

八十六、癥瘕用方

枳实芍药散加味治气滞瘕聚

组方　枳实 10 克　白芍 15 克　广木香 10 克　槟榔 10 克　当归 10 克　大黄 8 克

治疗　气滞血行不畅而瘕聚，症见小腹胀痛，腹中包块不坚，推之可移，或上或下，痛无定处，舌苔薄，脉沉弦等。

用法　药 6 味，以适量水煎，汤成去渣，取汁温服，日 1 剂，分 2 次服。

当归芍药散加减治痰湿瘕

组方　当归 10 克　白芍 10 克　白术 10 克　茯苓 10 克　泽泻 10 克　车前子 10 克　青皮 10 克　丹参 10 克　莪术 10 克

治疗　痰湿气血相互搏结而成癥瘕，症见小腹隐痛，下腹包块按之不坚，带下量多，舌苔白腻，脉濡缓等。

用法　药 9 味，以适量水煎，汤成去渣，取汁温服，日 1 剂，分 2 次服。

桂枝茯苓丸治血瘀气滞瘕

组方　桂枝 10 克　茯苓 10 克　白芍 10 克　丹皮 10 克　桃仁 10 克

治疗　血瘀不行，气机阻滞，积结成癥，症见少腹掣痛，痛有定处，腹中包块坚硬不移，面色晦暗，月经量多，舌有瘀斑，脉沉涩等。

用法　药5味，以适量水煎，汤成去渣，取汁温服，日1剂，分2次服。

八十七、不孕症用方

毓麟珠治肾虚不孕

组方　人参6克　炒白术6克　茯苓6克　炙甘草3克　熟地12克　当归12克　白芍6克　川芎3克　菟丝子12克　杜仲6克　鹿角霜6克　川椒6克（去目）

治疗　肾气亏虚，气血不足，症见婚后日久不孕，月经后期，量少色淡，或月经二三月一行，甚至闭经，腰酸乏力，小腹不温等。

用法　药12味，以适量水煎，汤成去渣，取汁温服，日1剂，分2次服。

逍遥散治肝郁不孕

组方　柴胡10克　当归10克　白芍10克　炒白术10克　茯苓10克　生姜3克　薄荷3克　甘草8克

治疗　肝气郁滞，气血失调，冲任不资，症见婚后多年不孕，精神抑郁，月经先后不定，经行不畅，少腹胀痛等。

用法　药8味，以适量水煎，汤成去渣，取汁温服，日1剂，分2次服。

自拟方治瘀血不孕

组方　当归10克　赤芍10克　川芎10克　桃仁10克　红花10

克　制乳香 10 克　制没药 10 克　大黄 10 克　制香附 10 克

治疗　瘀血内阻，冲任不通，症见婚后或流产之后日久不孕，经行不畅，色黯，有血块，经行少腹疼痛拒按，舌黯，有瘀斑等。

用法　药 9 味，以适量水煎，汤成去渣，取汁温服，日 1 剂，分 2 次服。

八十八、脏躁用方

甘麦大枣汤加味治妇人脏躁

组方　炙甘草 10 克　小麦 10 克　大枣 4 枚（擘）　当归 10 克　熟地黄 10 克　茯神 10 克　枣仁 10 克　远志 10 克　党参 10 克

治疗　忧思悲伤，损伤心神，症见妇人精神忧郁，神情恍惚，甚则烦乱，悲哭无常，欠伸频作，失眠健忘等。

用法　药 9 味，以适量水煎，汤成去渣，取汁温服，日 1 剂，分 2 次服。

八十九、梅核气用方

半夏厚朴汤加味治气郁痰凝梅核气

组方　法半夏 10 克　厚朴 10 克　茯苓 10 克　生姜 10 克　苏叶 10 克　柴胡 10 克　香附 10 克　青皮 10 克　郁金 10 克

治疗　气郁阻滞日久，气结痰凝，症见咽中有物，吞吐不利，痰多，胸胁满闷，舌苔白腻，脉弦缓等。

用法　药 9 味，以适量水煎，汤成去渣，取汁温服，日 1 剂，分 2 次服。

麦门冬汤治阴亏津少梅核气

组方　麦门冬 20 克　法半夏 10 克　党参 10 克　甘草 10 克　粳米 1 撮　红枣 4 枚（擘）

治疗　思虑过度，伤阴亏津，症见咽中发有异物，吞之不下，吐之不出，咽喉干燥，伴有半声咳，舌红少苔，脉虚等。

用法　药 6 味，以适量水煎，汤成去渣，取汁温服，日 1 剂，分 2 次服。

大补阴丸加味治阴虚火旺梅核气

组方　熟地黄 10 克　知母 10 克　黄柏 10 克　龟甲 10 克　槟榔 10 克　猪脊髓 1 条　沉香 1 克（研末，冲服）

治疗　情志不遂，伤阴损津，虚火上炎，症见咽中有异物感，吞之不下，吐之不出，咽干口渴，盗汗，舌苔黄，脉细数等。

用法　药7味，加水适量先煎前6味，汤成去渣取汁，纳沉香末，温服。日1剂，分2次服。

九十、阴痒用方

内服龙胆泻肝汤外用苦参明矾治肝经湿热阴痒

组方　内服：龙胆草 10 克　栀子 10 克　黄芩 10 克　车前子 10 克　木通 10 克　泽泻 10 克　柴胡 10 克　生地黄 10 克　当归 10 克　甘草 8 克

外用：苦参 15 克　明矾 10 克

治疗　湿热之邪，困于肝经，症见阴部瘙痒难忍，坐卧不安，白带色黄质稠，或有臭味，心烦易怒，小便黄赤等。

用法　内服药 10 味，加水适量，煎汤去渣，取汁温服，日 1 剂，分 2 次服。外用洗药 2 味，加水适量煎汤，以汤药熏洗阴部。

右归丸治肾虚肝郁妇人阴痒

组方　熟地黄 10 克　山萸肉 10 克　山药 10 克　枸杞子 10 克　菟丝子 10 克　鹿角胶 10 克（烊化）　杜仲 10 克　肉桂 3 克　制附片 6 克　当归 10 克

治疗　肾虚肝郁生风，症见阴部瘙痒，局部干涩，或白带量多，清稀，腰部酸软，头晕耳鸣，四肢不温等。

用法　药 10 味，加水适量先煎 9 味，汤成去渣，纳鹿角胶于药汁中烊化，搅匀，温服，日 1 剂，分 2 次服。

九十一、阴吹用方

猪膏发煎治胃腑燥实妇人阴吹

组方　猪膏 30 克　乱发 1 团

治疗　血瘀不濡，胃腑燥结，症见阴吹连续不断，簌簌有声作响，大便燥结，口干，脉涩等。

用法　药 2 味，猪膏与乱发共煎，待乱发消尽药即成，分 2 次服用。

逍遥散治肝气郁结妇人阴吹

组方　柴胡 10 克　当归 10 克　白芍 10 克　白术 10 克　茯苓 10 克　薄荷 3 克　生姜 3 克　甘草 8 克

治疗　肝郁气陷，下出前阴，症见阴吹时断时续，精神抑郁，胁肋不舒，善太息，舌苔白，脉弦等。

用法　药 8 味，以适量水煎，汤成去渣，取汁温服。日 1 剂，分 2 次服。

九十二、妊娠恶阻用方

干姜人参半夏丸治寒饮妊娠恶阻

组方　干姜10克　生姜汁6克　党参10克　法半夏10克

治疗　素有寒饮，冲气上逆，症见妊娠呕恶，呕吐痰涎清稀，口淡不渴，头晕心悸，四肢不温，舌苔白滑，脉弦滑等。

用法　药4味，以适量水煎，汤成去渣，取汁温服。日1剂，分2次服。

橘皮竹茹汤加味治胃热妊娠恶阻

组方　橘皮10克　竹茹10克　党参10克　麦冬10克　甘草6克生姜6克　大枣4枚（擘）

治疗　胃素有热，携冲气上逆，症见妊娠后胃脘嘈杂不适，呕恶，干哕，口渴喜冷饮，小便短赤，舌体嫩红，脉滑数等。

用法　药7味，以适量水煎，汤成去渣，取汁温服，日1剂，分2次服。

茯苓丸治中虚妊娠恶阻

组方　党参10克　白术10克　茯苓10克　陈皮10克　法半夏10克　炒桂枝8克　葛根10克　枳实6克　炙甘草8克

治疗　脾胃素虚，冲气上逆，症见妊娠呕恶，厌食，食入即吐，头晕乏力，思睡，苔白，脉缓等。

用法　药 9 味，以适量水煎，汤成去渣，取汁温服。日 1 剂，分 2 次服。

九十三、妊娠腹痛用方

附子汤加味治妊娠虚寒腹痛

组方　炮附子10克　茯苓10克　党参10克　炒白术10克　白芍10克　炙甘草8克

治疗　虚寒内生，胞脉失于温煦，症见妊娠小腹冷痛如扇风，恶寒，四肢不温，面色白，舌淡苔薄，脉弦细弱等。

用法　药6味，以适量水煎，汤成去渣，取汁温服。日1剂，分2次服。

当归芍药散改汤治妊娠肝脾不和腹痛

组方　当归10克　白芍15克　川芎10克　茯苓12克　白术10克　泽泻10克

治疗　肝脾不和，经脉失养，症见妊娠后腹中拘急疼痛，面黄，足跗浮肿，小便不利等。

用法　药6味，以适量水煎，汤成去渣，取汁温服。日1剂，分2次服。

九十四、胞漏用方

胶艾汤治妊娠冲任虚寒胞漏

组方　生地 15 克　白芍 12 克　川芎 8 克　阿胶 10 克（烊化）艾叶 10 克　炙甘草 8 克　当归 10 克

治疗　冲任虚寒，失于摄血固宫，症见妊娠期间，阴道出血，量不多，色淡红，小腹不温，隐隐作痛，小便频数等。

用法　药 7 味，加水适量，煎 6 味去渣取汁，纳阿胶于药汁中烊化，搅匀，温服。日 1 剂，分 2 次服。

自拟方治妊娠血热胞漏

组方　生地黄 15 克　当归 10 克　白芍 10 克　白术 10 克　黄芩 10 克　阿胶 10 克（烊化）

治疗　邪热伏于冲任，迫血妄行，症见妊娠期间阴道出血，色鲜红，心烦口渴，小便短黄，舌质红，脉滑数等。

用法　药 6 味，加水适量，先煎前 5 味，去渣取汁，将阿胶于药汁中烊化，搅匀，温服，日 1 剂，分 2 次服。

桂枝茯苓丸治癓害胎

组方　桂枝 10 克　茯苓 10 克　白芍 10 克　丹皮 10 克　桃仁 10 克（去皮尖，炒，打）

治疗　素有癥积，害胎漏血，症见妇人腹内宿有癥积，妊娠后漏血不止，胎动不安等。

用法　药 5 味，共研细末，炼蜜为丸如兔屎大，每服 3 丸，日服 2 次。

九十五、胎动不安用方

当归散治湿热胎动不安

组方　当归 10 克　白芍 10 克　川芎 6 克　黄芩 10 克　白术 10 克

治疗　肝脾湿热，蓄于冲任胞宫，症见妊娠期间忽觉腰酸，腹痛或坠胀，伴心烦不安，或发热，或口干不欲饮，或小便灼热短黄，舌苔黄腻，脉弦滑等。

用法　药 5 味，以适量水煎，汤成去渣，取汁温服，日 1 剂，分 2 次服。

白术散加味治寒湿胎动不安

组方　白术 10 克　川芎 10 克　芍药 10 克　法半夏 10 克　蜀椒 1 克（去目）　细辛 6 克　牡蛎 10 克　小麦 1 撮

治疗　脾阳素虚，寒湿郁于冲任胞宫，症见妊娠腹痛或坠胀，腰酸，恶心呕吐，不思饮食，四肢不温等。

用法　药 8 味，以适量水煎，汤成去渣，取汁温服，日 2 次。

自拟方治肾虚胎动不安

组方　熟地黄 10 克　当归 6 克　白芍 10 克　川芎 6 克　艾叶 10 克　阿胶 10 克（烊化）　杜仲 10 克　续断 10 克　补骨脂 10 克　炙甘草 8 克

治疗　肾虚不足，冲任不固，胞宫失养，症见妊娠期间腰酸，腹部坠痛，头晕耳鸣，小便频数，或曾屡次堕胎，脉虚弱等。

用法　药10味，以适量水煎，汤成去渣，取汁温服，日1剂，分2次服。

九十六、子烦用方

自拟方治邪热扰心妊娠子烦

组方 生地黄 10 克 当归 10 克 白芍 10 克 麦冬 10 克 竹沥 10 克 栀子 10 克 芦根 15 克

治疗 邪热痰浊扰于心神，症见妊娠期间自觉心中烦闷或烦躁，坐卧不安，易于激动，时伴有头晕，心悸，呕恶，胸闷，口干舌燥等。

用法 药 7 味，以适量水煎，汤成去渣，取汁温服，日 2 次。

九十七、子悬用方

紫苏散治胎气上逆妊娠子悬

组方　紫苏叶6克　当归6克　川芎6克　白芍5克　党参5克
大腹皮6克　炙甘草5克　生姜1片　葱白1支

治疗　胎气上逆，迫于胸胁，症见妊娠后胸胁气塞满闷，如同有物
悬阻胸膈，甚至影响呼吸者。

用法　药9味，以适量水煎，汤成去渣，取汁温服，日1剂，分2
次服。若因怒伤肝者，加柴胡5克；因脾气郁结者，加木香3克。

九十八、子淋用方

安荣散治妊娠子淋

组方　麦冬8克　木通6克　滑石6克　当归6克　灯心草6克 甘草5克　人参5克

治疗　阴不济阳，火热偏亢下移，膀胱气化不行，症见妊娠期间出 现尿频、尿急、尿痛，小便淋沥涩少，色黄赤，舌红，脉滑数等。

用法　药7味，以适量水煎，汤成去渣，取汁温服，日1剂，分2 次服。

九十九、子气用方

天仙藤饮加味治妊娠子气

组方　炒天仙藤6克　炒香附4克　陈皮6克　甘草5克　乌药5克　生姜2克　木瓜3克　紫苏叶3克　车前子6克　大腹皮6克

治疗　气机阻滞郁陷，症见妊娠3月后开始脚部浮肿，逐渐延至腿部，皮色不变，按之随手可起，饮食不甘，舌苔薄腻，脉弦滑等。

用法　药10味，以适量水煎，汤成去渣，取汁温服，日1剂，分2次服。

一〇〇、子痫用方

羚羊角散治妊娠子痫

组方　羚羊角 2 克　独活 5 克　茯神 5 克　防风 5 克　钩藤 10 克
当归 5 克　川芎 5 克　桑寄生 8 克　党参 5 克　甘草 5 克　生姜 3 克
红枣 2 枚（擘）

治疗　肝肾阴虚，肝失荣养而肝风内动，症见妊娠期间忽然眩晕仆
地，昏不知人，颈项强直，筋脉挛急，四肢抽搐，口噤不开，双目上
视，常伴有头痛、目瞀、胸闷、心悸、烦躁等。

用法　药 12 味，以适量水煎，汤成去渣，取汁温服，日 2 次。

一〇一、妊娠便秘用方

当归贝母苦参丸治妊娠便秘

组方　当归100克　大贝母100克　苦参100克

治疗　妊娠郁热，气不通于前后二阴，症见妊娠期间大便秘结，小便黄赤短少，口渴，苔薄黄，脉细数等。

用法　药3味，共研细末，过筛，炼蜜为丸如小豆大。每服3丸，1日2次，温开水送下。

一〇二、难产用方

保产无忧散治妇人难产

组方　当归4.5克（酒洗）　川芎4.5克　黄芪2.4克　荆芥穗2.4克　厚朴2.1克（姜汁炒）　艾叶2.1克　川贝3克　菟丝子3克　羌活1.5克　枳壳1.8克（麸炒）　生姜3片　甘草1.8克　白芍3.6克（酒洗炒，冬月用3克）

治疗　气血不相调之妇人难产，症见妊娠足月至分娩时，胎儿不能顺利产出，阵痛微弱，宫缩无力，下血量多色淡，神疲肢软，或腹痛剧烈，交骨不开，下血量少色黯，胸胁胀满等。

用法　药13味，加水适量，煎汤去渣，取汁温服。每日1剂或隔日1剂。若体虚较甚者，加人参3克。

一〇三、胞衣不下用方

八珍益母汤治元气虚弱胞衣不下

组方 党参15克 白术12克 茯苓10克 炙甘草10克 熟地黄10克 当归10克 白芍10克 川芎10克 益母草15克

治疗 产妇禀赋素弱，元气不足，症见胞衣不下，少腹微胀，按之不痛，恶露多量，面色苍白，心慌自汗等。

用法 药9味，加水适量，煎汤，去渣取汁，顿服。

自拟血竭红花汤治寒凝血瘀胞衣不下

组方 当归10克 赤芍10克 川芎10克 红花10克 制没药10克 芒硝10克（后下） 血竭3克（冲服）

治疗 寒凝胞宫，血瘀阻滞，症见胞衣不下，小腹冷痛拒按，恶露量少，面色青白或紫黯，胸腹满闷等。

用法 药7味，加水适量，先煎前5味，汤成去渣取汁，纳芒硝于药汁中烊化，搅匀，送服血竭。

一○四、产后郁冒用方

小柴胡汤治妇人产后郁冒

组方　柴胡 15 克　黄芩 10 克　党参 10 克　甘草 10 克　半夏 10 克　生姜 10 克　大枣 4 枚（擘）

治疗　产后气血俱虚，外感寒邪，症见新产之后，自觉头目昏暗，但头汗出，呕恶，不思饮食，便坚难解，其脉微弱等。

用法　药 7 味，以适量水煎，汤成去渣，取汁温服，日 1 剂，分 2 次服。

一〇五、产后中风用方

竹叶汤治妇人产后中风

组方 竹叶 10 克 葛根 10 克 防风 10 克 桔梗 10 克 桂枝 10 克 党参 10 克 甘草 8 克 制附片 3 片 生姜 10 克 大枣 4 枚（擘）

治疗 产后正虚，外感风邪，症见新产之后自觉头痛，发热，恶寒，面赤，呼吸急促，甚至颈项强直，有欲发痉病之势等。

用法 药 10 味，以适量水煎，汤成去渣，取汁温服，日 1 剂，分 2 次服。

一〇六、产后腹痛用方

枳实芍药散加味改汤治产后气滞腹痛

组方　枳实 10 克（炒）　白芍 10 克　广木香 6 克　当归 10 克　川芎 8 克

治疗　气血郁滞，经行不畅，症见产后腹部胀满疼痛，烦闷不舒，不眠，小便黄等。

用法　药 5 味，以适量水煎，汤成去渣，取汁温服，日 1 剂，分 2 次服。

生化汤加味治产后血瘀腹痛

组方　当归 12 克　川芎 10 克　桃仁 10 克　炮姜 6 克　蒲黄 10 克　五灵脂 10 克　益母草 12 克　米酒 1 盅

治疗　寒客胞宫，血凝而瘀阻，症见产后小腹疼痛拒按，得热稍减，恶露量少，色黯有块，有时伴有胸胁胀满，四肢不温，舌质黯，脉沉紧或弦涩等。

用法　前药 7 味，加水适量，煎汤，去渣取汁，兑入米酒，温服。若痛甚者，可用下瘀血汤：䗪虫 5 克，桃仁 10 克，大黄 10 克。

当归建中汤治产后血虚腹痛

组方　桂枝 10 克　白芍 20 克　当归 10 克　炙甘草 8 克　生姜 8

克　红枣4枚（擘）　饴糖15克

　　治疗　产后失血，气血俱虚不足，症见产后小腹隐痛或拘急疼痛，喜温喜按，恶露量少色淡，伴头昏心悸，食少乏力等。

　　用法　药7味，加水适量，煎前6味，汤成去渣，取汁，纳饴糖于药汁中烊化，温服。

一○七、产后恶露不绝用方

生化汤治产后血瘀恶露不绝

组方　当归 10 克　川芎 10 克　桃仁 10 克　炮姜 10 克　炙甘草 8 克

治疗　产后瘀血阻于胞络，血不归经，症见产后恶露不断，量少，色黯，有血块，小腹疼痛，舌紫黯，有瘀斑，脉涩等。

用法　药 5 味，以适量水煎，汤成去渣，取汁温服，日 1 剂，分 2 次服。若内有瘀血，又感寒邪，只胸闷，小腹疼痛拒按者，用大黄汤：大黄 10 克，当归 10 克，白芍 10 克，丹皮 10 克，吴茱萸 10 克，生姜 10 克，炙甘草 10 克。

温经汤治冲任不固恶露不绝

组方　当归 10 克　白芍 10 克　川芎 10 克　党参 10 克　桂枝 10 克　吴茱萸 10 克　丹皮 10 克　法半夏 8 克　麦冬 15 克　阿胶 10 克（烊化）　生姜 10 克　炙甘草 8 克

治疗　冲任空虚不固，产后气血耗尽，症见产后恶露过期不止，量多，或淋沥不断，色淡红，小腹空坠，面色白，神倦乏力等。

用法　药 12 味，以适量水煎，汤成去渣，取汁温服，日 1 剂，分 2 次服。

一〇八、产后虚烦用方

竹皮大丸治妇人产后虚烦

组方 竹茹 10 克 石膏 15 克 桂枝 6 克 炙甘草 8 克 白薇 6 克 红枣 4 枚（擘）

治疗 阴血亏虚不足，虚火上扰神明，症见产后哺乳期间出现心烦意乱，呕吐恶心，甚至发热，喘促不宁等。

用法 药 6 味，以适量水煎，汤成去渣，取汁温服，日 1 剂，分 2 次服。

一〇九、产后浮肿用方

十全大补汤治气血亏虚产后浮肿

组方 党参 12 克 炙黄芪 12 克 炒白术 12 克 茯苓 10 克 炙甘草 10 克 熟地 12 克 当归 10 克 白芍 10 克 川芎 10 克 肉桂 3 克

治疗 产后气血亏虚，流行不畅，滞于肌肤，症见面色无华，全身浮肿，头目昏糊，心悸气短，肢体无力等。

用法 药 10 味，以适量水煎，汤成去渣，取汁温服，日 1 剂，分 2 次服。

小调经汤治瘀血内阻产后浮肿

组方 当归 10 克 赤芍 10 克 制没药 6 克 桂枝 10 克 细辛 3 克 琥珀 3 克（研末冲服） 麝香 0.3 克（冲）

治疗 产后瘀血阻于经络，败毒窜于肌肤，症见下肢浮肿，按之难起，皮肤呈现青色血络，胸脘闷胀，小腹疼痛，恶露不尽等。

用法 药 7 味，加水适量，先煎前 5 味，汤成去渣，取汁，纳入琥珀末与麝香末，温服。

一一〇、产后痢疾用方

白头翁加甘草阿胶汤治产后痢疾

组方 白头翁 10 克 黄连 10 克 黄柏 10 克 秦皮 10 克 炙甘草 10 克 阿胶 10 克（烊化）

治疗 湿热抟结，热胜于湿之产后痢疾，症见产后下利脓血，里急后重，小腹疼痛，身热，口渴，脉濡数等。

用法 药 6 味，加水适量，煎汤去渣，取汁，纳阿胶于药汁中烊化，搅匀，温服，日 1 剂，分 2 次服。

当归汤加味治湿胜于热产后痢疾

组方 当归 10 克 川芎 10 克 白术 10 克 炙甘草 8 克 干姜 10 克 附片 10 克 艾叶 10 克 龙骨 10 克 黄连 6 克

治疗 湿热内郁，湿胜于热之产后痢疾，症见产后下痢红白黏冻，里急后重，腹不甚疼，身不热，口不渴等。

用法 药 9 味，以适量水煎，汤成去渣，取汁温服，日 1 剂，分 2 次服。

一一一、产后缺乳用方

下乳汤治妇人产后缺乳

组方　炙黄芪 20 克　当归 10 克　王不留行 10 克　通草 8 克　炮穿山甲 10 克　猪蹄 1 只

治疗　中虚气化之源不足，产后失血无以化汁，症见产后乳汁甚少，甚至点滴皆无。

用法　药 5 味，用布袋装，加猪蹄共煨，煨至肉烂，除去药袋，吃肉喝汤。

一一二、小儿惊风用方

温胆汤加味治小儿风痰急惊风

组方　法半夏8克　陈皮8克　茯苓8克　炙甘草6克　竹茹10克　僵蚕8克　炒枳实8克　石菖蒲8克

治疗　风痰阻络，痰郁生风，症见发病急卒，四肢阵发性抽搐，角弓反张等。

用法　药8味，以适量水煎，汤成去渣，取汁温服，日1剂，分2次服。若兼口渴、尿黄者，加天竺黄8克；若热势较重者，去竹茹，加胆南星8克。

涤痰汤加味治虚实夹杂小儿急惊风

组方　茯苓8克　法半夏8克　胆南星8克　陈皮6克　炒枳实6克　石菖蒲6克　竹茹8克　甘草6克　党参8克

治疗　抽搐日久，正气虚损，症见气虚力竭，抽搐轻微等。

用法　药9味，以适量水煎，汤成去渣，取汁温服，日2次。

醒脾散治脾虚气弱小儿慢惊风

组方　党参10克　茯苓10克　炒白术10克　陈皮10克　广木香10克　炙甘草10克　全蝎10克　白附子4枚　法半夏10克　陈仓米100粒　制南星1枚

治疗　脾气虚弱，虚风内动，症见四肢时而抽搐，角弓反张，形神疲倦，面色萎黄，大便稀薄，四肢不温等。

用法　药 11 味，共研为极细末，收贮备用。每用时取药末 3 克，以生姜 6 克，大枣 2 枚（擘）煎汤冲服。

一一三、小儿麻疹用方

宣毒发表汤治小儿出疹前期

组方　升麻5克　葛根6克　前胡5克　杏仁5克（去皮尖，炒，打）　桔梗5克　枳壳5克　荆芥5克　防风5克　薄荷5克　木通5克　连翘5克　牛蒡子5克　淡竹叶5克　生甘草3克

治疗　感染时毒，邪伤肺卫，症见出疹点前期发热，微恶寒，鼻塞，流涕，喷嚏，咳嗽，眼珠红赤，畏光，眼泪汪汪，倦怠思睡等。

用法　药14味，以适量水煎，汤成去渣，取汁温服，日1剂，分2次服。

升麻葛根汤加味治小儿出疹当期

组方　升麻6克　葛根6克　赤芍5克　甘草5克　荆芥5克　防风5克　薄荷5克　连翘5克　桔梗5克　牛蒡子5克　玄参5克

治疗　邪毒内郁，肺部蕴热，症见出疹当期，发烧3天后，口腔黏膜及耳后最先出现疹点，而后发际、颈部，渐及头额颜面、胸腹四肢，最后见于手足心，疹色鲜红至暗红，同时伴有壮热，烦渴，咳嗽加剧，躁烦嗜睡，目赤多眵等。

用法　药11味，以适量水煎，汤成去渣，取汁温服，日1剂，分2次服。

沙参麦冬汤治小儿麻疹消退期

组方　沙参6克　玉竹6克　生甘草5克　冬桑叶4克　麦冬6克
花粉5克　玄参6克

治疗　邪退正复，肺胃津伤，症见疹点依次消退，发热渐轻，精神
逐渐恢复，胃纳转佳，四五天后疹点完全消失。

用法　药7味，以适量水煎，汤成去渣，取汁温服，日1剂，分2
次服。

升麻葛根汤加味治正虚无力麻疹内陷

组方　升麻6克　葛根6克　赤芍6克　甘草5克　生黄芪10克
党参5克

治疗　正气虚弱，无力透邪外出，症见肤色苍白，疹点暗淡不红，
昏睡，肢厥等。

用法　药6味，以适量水煎，汤成去渣，取汁温服，日1剂，分2
次服。

黄连解毒汤加味治邪毒炽盛疹点突隐

组方　黄连6克　黄柏6克　黄芩6克　栀子6克　升麻5克　芦
根15克

治疗　邪毒炽盛，闭肺内陷，症见疹点突然全部隐没，色见紫黯乌
黑，壮热，呼吸急促，鼻翼扇动，口唇青紫等。

用法　药6味，以适量水煎，汤成去渣，取汁温服，日2次。

犀角地黄汤加味治麻疹鼻衄、齿衄

组方　水牛角15克　生地黄6克　赤芍6克　丹皮6克　升麻5

克　芦根 10 克　玄参 6 克　大青叶 6 克　茅根 6 克

治疗　麻疹热毒内盛，迫血妄行，症见麻疹出没间出现鼻衄或齿衄，即鼻孔出血或齿龈出血等。

用法　药 9 味，以适量水煎，汤成去渣，取汁温服，日 1 剂，分 2 次服。亦可用黄连解毒汤加味治疗：黄连 6 克，黄芩 6 克，黄柏 6 克，栀子 6 克（打），生地 6 克，玄参 6 克，芦根 15 克，大青叶 6 克，茅根 6 克。

桔梗汤加味治麻疹咽喉疼痛

组方　桔梗 5 克　甘草 7 克　升麻 6 克　玄参 6 克　大青叶 6 克 射干 5 克　牛蒡子 4 克　麦冬 6 克

治疗　麻疹热毒太盛，灼伤咽喉，症见麻疹出没过程中咽喉疼痛，甚至吞咽受阻，痹塞不通等。

用法　药 8 味，以适量水煎，汤成去渣，取汁温服，日 1 剂，分 2 次服。

升麻葛根汤加味治麻疹牙疳

组方　升麻 6 克　葛根 6 克　赤芍 6 克　生甘草 6 克　麦冬 6 克 玄参 6 克　石斛 6 克　知母 6 克　石膏 8 克

治疗　麻疹热毒壅于肺胃，上熏牙龈，症见麻疹后期出现牙龈肿痛，甚至溃烂。

用法　药 9 味，以适量水煎，汤成去渣，取汁温服，日 1 剂，分 2 次服。

注：此病发作迅速，病势危急者为走马牙疳。

黄连黄芩汤加味治火热迫液麻疹下利

组方　葛根 6 克　黄连 6 克　黄芩 6 克　升麻 5 克　花粉 6 克　甘

草 5 克

治疗　火热内结，迫液下流，症见大便泄出黄水，肛门有热灼感，小便黄，口渴，唇红苔黄等。

用法　药 6 味，以适量水煎，汤成去渣，取汁温服，日 1 剂，分 2 次服。

四苓散加味治脾不健运麻疹下利

组方　炒白术 6 克　茯苓 6 克　猪苓 5 克　泽泻 5 克　鲜车前草 10 克　滑石 8 克

治疗　脾不健运，水谷不分，症见大便泄水，小便频数，短少色黄，口渴，苔白等。

用法　药 6 味，以适量水煎，汤成去渣，取汁温服，日 1 剂，分 2 次服。

养阴清肺汤治余热未尽麻疹咳嗽

组方　生地黄 6 克　麦冬 6 克　玄参 5 克　贝母 3 克　丹皮 3 克　白芍 6 克　薄荷 3 克　生甘草 3 克

治疗　麻疹过后，余热未尽，症见咳嗽不已，少痰等。

用法　药 8 味，以适量水煎，汤成去渣，取汁温服，日 1 剂，分 2 次服。

一一四、小儿百日咳用方

越婢加半夏汤治小儿百日咳

组方　麻黄 8 克　石膏 10 克　生姜 8 克　制半夏 8 克　大枣 2 枚（擘）　甘草 8 克

治疗　外感时邪，内有郁热之小儿百日咳，症见咳嗽，喷嚏，流涕，微热，口干，随即出现间歇性连续不断的痉挛性咳嗽，最后以一深吸气而止，当吸气时喉中发出吼声，如鸬鹚鸣。

用法　药 6 味，以适量水煎，汤成去渣，取汁温服，日 1 剂，分 2 次服。

一一五、小儿痄腮用方

普济消毒饮加减治风温时毒小儿痄腮

组方　黄芩10克　黄连10克　玄参6克　连翘10克　板蓝根10克　马勃6克　牛蒡子6克　薄荷3克　陈皮6克　僵蚕3克　升麻3克　柴胡6克　桔梗6克　甘草6克

治疗　风温之毒炽盛，壅阻少阳之络，症见患儿单侧或双侧腮部肿胀，热痛，甚至拒按，伴有恶寒，发热，头痛，咽痛，烦躁口渴，食欲不振，大便干结，小便短赤等。

用法　药14味，以适量水煎，汤成去渣，取汁温服，日1剂，分2次服。

一一六、小儿尿床用方

五味异功散加味治脾虚小儿尿床

组方　党参8克　茯苓8克　炒白术8克　陈皮8克　山药8克
桑螵蛸8克　芡实8克　甘草6克　鸡内金8克

治疗　脾气虚弱，膀胱失约，症见小儿尿床，面色萎黄，食欲不
振，容易感冒等。

用法　药9味，以适量水煎，汤成去渣，取汁温服，日1剂，分2
次服。

肾气丸加味治小儿肾虚尿床

组方　熟地黄12克　山药6克　山茱萸6克　泽泻5克　茯苓5
克　制附片1.5克　丹皮5克　肉桂1.5克　补骨脂8克　桑螵蛸8克
菟丝子8克　鸡内金8克

治疗　肾气虚弱，失于固摄，症见小儿尿床，面色白，腿酸软，小
便清长，甚至肢冷畏寒等。

用法　药12味，以适量水煎，汤成去渣，取汁温服，日2次。

一一七、小儿盗汗用方

经验方治小儿阴血亏虚盗汗证

组方　贝母 20 克　雷丸 20 克　牡蛎 20 克　米粉 40 克

治疗　小儿阴血亏虚，浮阳不固，症见小儿睡中出汗，醒则汗止。

用法　药 4 味，共研为极细末，装于 1 只稀布袋内，扑粉周身。

一一八、小儿食滞用方

平胃散加减治小儿食滞

组方　炒苍术6克　厚朴8克　陈皮8克　炒麦芽6克　神曲6克
生姜5克　莱菔子6克　山楂6克

治疗　饮食内停，胃失和降，症见小儿脘腹胀满，恶闻食臭，恶
心，嗳腐泛酸，大便失调，形体倦怠等。

用法　药8味，以适量水煎，汤成去渣，取汁温服，日1剂，分2
次服。

大承气汤治小儿宿食坚结

组方　炒枳实10克　厚朴10克　大黄10克　芒硝15克（烊化）

治疗　小儿宿食坚结，正气伤耗，症见小儿腹部胀大，四肢瘦弱，
纳呆，身体倦怠等。

用法　药4味，以适量水先煎前2味，汤将成加大黄微煎，去渣取
汁，纳芒硝于药汁中烊化，搅匀，温服，日1剂，分2次服。若大便泄
下而少气力微，额汗肢冷者，急用大剂独参汤：红参20克。

六君子汤加味治小儿脾虚食滞

组方　党参10克　茯苓10克　炒白术10克　厚朴10克　神曲10
克　制半夏10克　陈皮10克　山楂10克　炒麦芽10克　炙甘草8克

治疗　脾气虚弱，饮食内滞，症见小儿脘腹胀满，嗳腐泛酸，食欲不振，肢体倦怠乏力等。

用法　药10味，以适量水煎，汤成去渣，取汁温服，日1剂，分2次服。

一一九、小儿食欲不振用方

六君子汤治小儿中虚食欲不振

组方　党参 8 克　茯苓 8 克　炒白术 8 克　陈皮 8 克　法半夏 8 克　炙甘草 8 克

治疗　脾胃虚弱，受纳失常，症见食欲不振，肌肉消瘦，肢体倦怠等。

用法　药 6 味，以适量水煎，汤成去渣，取汁温服，日 1 剂，分 2 次服。若兼腹满喜按者，加广木香 5 克，砂仁 5 克。

一二〇、小儿蛔虫病用方

自拟方治小儿蛔虫

组方　槟榔 30 克　广木香 6 克

治疗　小儿一般性蛔虫病：虫积肠道，扰于腹内，症见小儿腹痛，消瘦，食欲不振，喜搔挖鼻孔，睡时磨牙，眼睛巩膜常现蓝色青斑等。

用法　药 2 味，以适量水煎，汤成去渣，取汁温服，日 1 剂，分 2 次服。

乌梅丸改汤治小儿吐蛔

组方　乌梅 10 克　黄连 8 克　制附片 10 克　黄柏 8 克　干姜 10 克　蜀椒 8 克（去目）　桂枝 10 克　细辛 6 克　党参 10 克　当归 10 克

治疗　肠寒胃热，蛔动不宁，症见患儿烦闷呕吐，时常吐蛔，腹痛时作，手足不温等。

用法　药 10 味，以适量水煎，汤成去渣，取汁温服，日 1 剂，分 2 次服。

五味异功散加味治小儿脾虚夹蛔

组方　党参 10 克　茯苓 10 克　炒白术 10 克　陈皮 10 克　炙甘草 10 克　使君子肉 6 克

治疗 脾胃虚弱，兼夹蛔虫，症见小儿脐周轻微疼痛，时痛时止，消瘦，食欲不振等。

用法 药6味，以适量水煎，汤成去渣，取汁温服，日1剂，分2次服。

苦楝根麝香丸治小儿蛔虫消渴

组方 苦楝根白皮30克 麝香1克

治疗 蛔虫内积，中伤津亏，症见小儿腹痛，口渴善饮，小便量多等。

用法 药2味，先将苦楝根白皮研为极细末，加入麝香研匀，炼蜜为丸如绿豆大，收贮备用。每用时可取1~5克，温开水送下。

芫花散治小儿蛲虫

组方 芫花10克 狼牙草10克 雷丸10克 桃仁10克

治疗 蛲虫寄居小儿直肠肛门周围，症见小儿肛门奇痒难忍，晚上尤甚，睡眠不得安宁等。

用法 药4味，共研为极细末，收贮备用。每用时宿勿食，旦以饭服3克。

一二一、瘾疹用方

自拟方治外感风热瘾疹

组方　当归 10 克　川芎 8 克　赤芍 10 克　荆芥 10 克　防风 10 克 连翘 10 克　薄荷 10 克　甘草 10 克　茯苓 10 克　紫背浮萍 10 克

治疗　外感风热，血瘀不畅，症见皮肤上突现大小不等、形状不一之皮疹，成块成片，色黄灼热，瘙痒，此起彼消，心中烦乱不适等。

用法　药 10 味，以适量水煎，汤成去渣，取汁温服，日 1 剂，分 2 次服。

荆防败毒散治风寒外袭瘾疹

组方　羌活 10 克　独活 10 克　柴胡 10 克　前胡 10 克　茯苓 10 克　炒枳壳 10 克　防风 10 克　荆芥 10 克　桔梗 10 克　川芎 8 克　甘草 8 克

治疗　风寒袭表，气机不利，症见皮肤上突现大小不等、形状不一之皮疹，成块成片，色白，瘙痒，此起彼伏等。

用法　药 11 味，以适量水煎，汤成去渣，取汁温服，日 1 剂，分 2 次服。

桂枝汤加味治风寒袭表瘾疹

组方　桂枝 10 克　白芍 10 克　炙甘草 8 克　生姜 10 克　蒴藋 10

克 炒枳实10克 大枣3枚（擘）

治疗 风寒袭表，营卫不和，症见皮肤上突现大小不等、形状不一之皮疹，成块成片，色白，瘙痒，此起彼伏，并兼见汗出，恶风等。

用法 药7味，以适量水煎，汤成去渣，取汁温服，日1剂，分2次服。

一二二、痒疹用方

自拟方治风邪袭表痒疹

组方　当归 10 克　赤芍 10 克　炒枳实 10 克　川芎 10 克　荆芥 10 克　防风 10 克　桔梗 10 克　茯苓 10 克　甘草 8 克

治疗　风邪侵袭肌肤之痒疹，症见皮肤上突现形如粟粒或针头样、高于皮肤的小丘疹，或散在或成片，摸之碍手，疹色正红或浅红，瘙痒难忍等。

用法　药 9 味，以适量水煎，汤成去渣，取汁温服，日 1 剂，分 2 次服。若兼体弱脉虚者，加党参 10 克。

一二三、脱发用方

人参养荣汤治气血不足脱发

组方　党参 10 克　炒白术 10 克　茯苓 10 克　炙甘草 8 克　生地 12 克　当归 10 克　白芍 10 克　炙黄芪 10 克　肉桂 3 克　陈皮 10 克　远志 10 克　五味子 8 克　生姜 5 克　大枣 5 枚（擘）

治疗　气血不足之脱发，症见头发细软，干燥少华，脱发均匀散在，兼有心悸，少气乏力，面色无华等。

用法　药 14 味，以适量水煎，汤成去渣，取汁温服，日 1 剂，分 2 次服。

自拟方治血燥有风脱发

组方　何首乌 20 克　生地 20 克　当归 10 克　柏子仁 10 克　旱莲草 15 克　侧柏叶 30 克　蝉衣 10 克　防风 10 克　肉苁蓉 10 克　茯苓 10 克

治疗　血燥生风，风动脱发，症见头发脱落，头皮光亮，头屑多，瘙痒，无全身症状；或见心烦口渴，失眠多梦等。

用法　药 10 味，以适量水煎，汤成去渣，取汁温服，日 1 剂，分 2 次服。

七宝美髯丹加味治肝肾亏虚脱发

组方　何首乌20克　茯苓10克　牛膝10克　当归10克　枸杞子10克　菟丝子10克　补骨脂10克　熟地10克　山萸肉10克

治疗　肝肾亏虚，精血不足，症见头发枯焦，日渐稀疏，或兼有腰膝酸软，肢体乏力等症。

用法　药9味，以适量水煎，汤成去渣，取汁温服，日1剂，分2次服。

一二四、带状疱疹用方

龙胆泻肝汤治肝火湿热带状疱疹

组方　龙胆草 10 克　黄芩 10 克　栀子 10 克　泽泻 6 克　木通 6 克　车前子 8 克　当归 8 克　生地 10 克　柴胡 6 克　甘草 6 克

治疗　肝经湿热之带状疱疹初、中期，症见病变部位皮肤疼痛，有红斑水疱，水疱聚集成群如带状，多发于腰胁部。

用法　药 10 味，以适量水煎，汤成去渣，取汁温服，日 1 剂，分 2 次服。

一二五、瘰疬用方

清瘰丸加味治痰结瘰疬

组方　大贝母 100 克　牡蛎 100 克　玄参 100 克　白僵蚕 80 克　海藻 80 克　昆布 80 克　夏枯草 60 克

治疗　风痰著于筋脉结核发为瘰疬，症见颈部一侧生多个结核，大者如梅李之核，小者如豆，按之不适，推之不移，其色皮肤如常，脉滑或沉微等。

用法　药 7 味，共研为极细末，过筛，炼蜜为丸如小豆大。每服 10 克，温开水送下，1 日 3 次。

逍遥散加味治气郁瘰疬

组方　当归 10 克　白芍 10 克　炒白术 10 克　茯苓 10 克　柴胡 10 克　炙甘草 8 克　薄荷 3 克　生姜 3 克　青皮 10 克

治疗　肝气郁结而为瘰疬，症见颈部一侧生多个瘰疬，大者如梅李之核，小者如豆，压之有痛感，推之可移动，其皮肤颜色不变，多忧思，善太息，脉弦等。

用法　药 9 味，以适量水煎，汤成去渣，取汁温服，日 1 剂，分 2 次服。

圣愈汤加味改丸治鼠瘘

组方　熟地黄 140 克　当归 120 克　川芎 100 克　白芍 100 克　黄芪 120 克　党参 100 克　雄黄 60 克

治疗　瘰疬溃破之"鼠瘘"，症见颈侧瘰疬溃破，肌肉腐烂，久不愈合，常流脓血等。

用法　药 7 味，共研为极细末，过筛，炼蜜为丸如小豆大。每服 10 克，温开水送下，日服 2 次。

一二六、疔疮用方

黄连解毒汤加味治火毒壅聚疔疮

组方　黄连 10 克　黄芩 10 克　黄柏 10 克　生地 15 克　当归 10 克　红栀子 10 克　赤芍 10 克

治疗　火热之毒壅聚肌肤，灼伤血络之疔疮初起，症见皮肤上出现粟粒样小颗粒，或红或乌黑，不痛，或痒或麻，随后渐渐出现红肿，根深坚硬，如钉之状等

用法　药 7 味，以适量水煎，汤成去渣，取汁温服，日 2 次。

一二七、对口疮（脑疽）用方

黄连救苦汤治热毒聚脑对口疮（脑疽）

组方　黄连10克　升麻10克　葛根10克　柴胡10克　赤芍10克　川芎8克　归尾10克　连翘10克　桔梗10克　黄芩10克　羌活10克　防风10克　金银花10克　甘草节10克

治疗　热毒袭侵，聚壅脑后之对口疮初起，症见脑后红肿疼痛，顶尖根束，头面耳项均肿，恶寒发热等。

用法　药14味，以适量水煎，汤成去渣，取汁温服，日1剂，分2次服。

一二八、金疮用方

王不留行散治刀斧伤人金疮

组方　王不留行 10 克　白芍 10 克　黄芩 10 克　蒴藋细叶 10 克　川椒 10 克　干姜 10 克　桑东南根白皮 10 克　厚朴 10 克　甘草 6 克

治疗　刀斧创伤之金疮，症见局部红肿疼痛。

用法　药 9 味，以适量水煎，汤成去渣，取汁温服，日 1 剂，分 2 次服。

胶艾汤治金创流血

组方　当归 10 克　白芍 10 克　干生地黄 15 克　川芎 10 克　阿胶 10 克（烊化）　干艾叶 10 克　炙甘草 10 克

治疗　金创流血不止。

用法　药 7 味，以适量水煎，汤成去渣，取汁温服，日 1 剂，分 2 次服。

筋骨损伤方治刀斧损伤筋损

组方　当归 10 克　川芎 10 克　制乳香 10 克　制没药 10 克　王不留行 10 克　自然铜 10 克　骨碎补 10 克

治疗　刀斧伤害后筋骨受损。

用法　药 7 味，以适量水煎，汤成去渣，取汁温服，日 1 剂，分 2 次服。

一二九、跌打损伤用方

桃红四物汤加减治跌损内伤

组方　当归 10 克　川芎 10 克　赤芍 10 克　桃仁 10 克　红花 10 克　制香附 10 克　枳壳 10 克　青皮 10 克　制乳香 10 克　制没药 10 克　大黄 10 克（后下）　䗪虫 8 克

治疗　跌打后皮肉损伤，或有内伤，局部肿胀疼痛，头昏，胸闷而筋骨未伤者。

用法　药 12 味，用水适量煎汤，去渣取汁，用黄酒兑服。

筋骨损伤方治跌损筋伤

组方　当归 10 克　川芎 10 克　制乳香 10 克　制没药 10 克　王不留行 10 克　自然铜 10 克　骨碎补 10 克

治疗　跌打后筋骨受损，或骨折，或断裂，疼痛难忍，不得行动等。

用法　药 7 味，用水适量煎汤，去渣取汁，加黄酒或童便兑服。若疼痛过甚者，加制乌头 10 克，同煎服。

一三〇、水火烫伤用方

黄连解毒汤加味治水火烫伤

组方　黄连 10 克　黄芩 10 克　黄柏 10 克　栀子 10 克　生地 20 克　地榆 20 克

治疗　水火烫伤严重，出现发热、神昏等全身症状。

用法　药 6 味，以适量水煎，汤成去渣，取汁温服，日 1 剂，分 2 次服。

一三一、狂犬咬伤用方

人参败毒散加味治邪毒感染狂犬病

组方　柴胡 10 克　前胡 10 克　羌活 10 克　独活 10 克　川芎 10 克　茯苓 10 克　枳壳 10 克　桔梗 10 克　党参 10 克　甘草 10 克　地榆 30 克　紫竹根 50 克

治疗　感染毒邪，病初起，周身麻木，神昏气短，烦躁口渴，不能饮水，恐惧失眠，小便涩痛；毒性发作则发狂，惊惕，甚至抽搐等。

用法　药 12 味，以适量水煎，汤成去渣，取汁温服，日 1 剂，分 2 次服。

一三二、毒蛇咬伤用方

毒蛇咬伤方治毒蛇咬伤

组方　雄黄7.5克　五灵脂15克

治疗　毒蛇咬伤，症见局部红肿，灼热，疼痛，或有麻木感向伤口周围扩散，若救治拖延，则现全身症状，视物模糊，或复视，恶心呕吐，甚至昏迷等。

用法　药2味，共研为极细末，以醋调匀，内服，外敷。

一三三、口舌糜烂用方

导赤散治心火炽盛口舌糜烂

组方　生地黄 10 克　木通 10 克　竹叶 8 克　生甘草梢 10 克

治疗　心头炽盛，上炎于口，症见口干舌糜烂生疮，口渴欲饮，心烦，小便色赤，尿时涩痛等。

用法　药 4 味，以适量水煎，汤成去渣，取汁温服，日 1 剂，分 2 次服。

凉膈散治中上二焦炽热口舌糜烂

组方　大黄 10 克　芒硝 10（烊化）　生甘草 8 克　栀子 10 克　薄荷 10 克　黄芩 10 克　连翘 10 克　竹叶 8 克　蜂蜜 8 克

治疗　肺胃热盛，灼伤津液，症见口舌糜烂生疮，面赤唇焦，烦躁口渴，便秘尿赤等。

用法　药 9 味，以适量水先煎 6 味，汤将成加大黄微煎，去渣取汁，加芒硝于药汁中烊化，兑入蜂蜜搅匀，温服，日 1 剂，分 2 次服。

地骨皮饮加味治阴虚火旺口舌糜烂

组方　生地黄 10 克　当归 10 克　地骨皮 10 克　白芍 10 克　川芎 6 克　胡黄连 8 克　丹皮 10 克　白薇 10 克　银柴胡 10 克　蛤粉 10 克　青黛 6 克

治疗　阴血亏虚，虚热上灼，症见口舌糜烂，肿痛不甚，糜烂如小豆大，上布白膜，去之则出血，疼痛，反复发作等。

用法　药 11 味，以适量水煎，汤成去渣，取汁温服，日 1 剂，分 2 次服。

一三四、口唇生疮用方

自拟方治邪热积胃口唇生疮

组方　大黄 10 克　炒枳实 10 克　炒杏仁 10 克　黄连 10 克　天花粉 10 克　蔷薇根 8 克　黄芩 10 克　生甘草 10 克　大青叶 10 克

治疗　邪热积胃，脾窍受灼，症见口唇干燥生疮，大便干结，口渴，尿黄，脉实等。

用法　药 9 味，以适量水煎，汤成去渣，取汁温服，日 1 剂，分 2 次服。

一三五、牙齿疼痛用方

凉膈散治中上二焦热盛牙齿疼痛

组方　大黄10克　朴硝15克　生甘草10克　栀子10克　薄荷8克　淡竹叶8克　黄芩10克　连翘10克

治疗　中上二焦邪热炽盛，上熏于口齿，症见牙龈红肿疼痛难忍，兼见烦躁，口渴，大便秘结等。

用法　药8味，研为粗末，收贮备用。每用时取药末10克，以适量水加少许蜂蜜煎药，汤成去渣，取汁温服，日1剂，分3次服。

肾气丸治肾虚阳浮牙齿疼痛

组方　生地黄120克　山药60克　山茱萸60克　茯苓50克　丹皮50克　制附片50克　泽泻50克　肉桂15克

治疗　肾气不足，虚阳上浮之牙齿疼痛，症见牙齿松动，痛势绵绵，牙龈不红不肿，经有历年，或兼见脚冷等。

用法　药8味，研为极细末，炼蜜为丸，每丸约重10克，收贮备用。每用时取1丸，早晚各服，淡盐汤送下。

一三六、咽喉疼痛用方

玄麦甘桔汤加味治燥热咽喉疼痛

组方 玄参10克 麦冬10克 桔梗10克 甘草10克 升麻10克 薄荷8克（后下） 胖大海10克

治疗 燥热内蕴，燔灼咽喉，症见咽喉干燥疼痛，口渴欲饮，大便干，小便黄，或兼有声音嘶哑等。

用法 药7味，以适量水煎，汤成去渣，取汁温服，日1剂，分2次服。

自拟方治火毒咽喉疼痛

组方 连翘12克 栀子10克 黄芩10克 升麻12克 射干10克 桔梗10克 甘草10克 木通10克 白芍10克 羚羊角0.5克（研末冲服）

治疗 火毒内甚，上出咽喉，症见咽喉刺痛，起病急促，肿胀焮红，吞咽困难，舌红苔黄，脉洪数等。

用法 药10味，加水适量，煎汤去渣，取汁，兑入羚羊角粉，搅匀，温服，日1剂，分2次服。

二陈汤加味治痰湿咽喉疼痛

组方 法半夏10克 陈皮10克 茯苓10克 甘草10克 贝母10

克　射干 10 克

治疗　痰湿壅盛，阻于咽部，症见咽部隐痛不适，咳吐不爽，伴头晕，胸闷，舌苔腻等。

用法　药 6 味，以适量水煎，汤成去渣，取汁温服，日 1 剂，分 2 次服。

滋肾丸治肺痨咽喉疼痛

组方　知母 30 克　黄柏 30 克　肉桂 3 克

治疗　肺痨阴虚，虚火上炎，症见素有痨病，又见咽喉疼痛，声音嘶哑，口渴，脉数等。

用法　药 3 味，以适量水煎，汤成去渣，取汁温服，日 1 剂，分 2 次服。

肾气丸加味治肾虚咽喉疼痛

组方　熟地黄 18 克　山萸肉 10 克　山药 12 克　茯苓 10 克　泽泻 10 克　丹皮 10 克　附片 3 克　肉桂 3 克　地骨皮 10 克

治疗　肾虚失敛，虚阳上浮，症见咽喉微痛，病程日久，伴口干，头晕，耳鸣，酸腰，虚烦失眠，小便清长，两足不温等。

用法　药 9 味，以适量水煎，汤成去渣，取汁温服，日 2 次。

一三七、暴发火眼用方

自拟荆防黄连解毒汤治暴发火眼

组方 荆芥 10 克 防风 10 克 连翘 10 克 薄荷 10 克 黄芩 10 克 黄连 8 克 栀子 10 克 大黄 10 克（后下）

治疗 风热突袭，交攻于目，症见眼睛突然红肿、疼痛，白睛红赤，流泪，眼眵黏稠，羞明目涩，兼有头痛，鼻塞，恶寒，发热等。

用法 药 8 味，以适量水煎，汤成去渣，取汁温服，日 1 剂，分 2 次服。配合外用药方：冰片膏药眼罩。

一三八、耳鸣耳聋用方

龙胆泻肝汤治少阳风热耳鸣耳聋

组方 龙胆草 10 克 黄芩 10 克 栀子 10 克 柴胡 10 克 泽泻 10 克 木通 10 克 车前子 10 克 生地黄 10 克 当归 10 克 甘草 8 克

治疗 风热中于少阳，循经上扰，症见突然发作耳鸣耳聋或耳中肿痛，按之益甚，伴有口苦咽干，鼻塞头痛，大便燥，小便黄，脉弦数等。

用法 药 10 味，以适量水煎，汤成去渣，取汁温服，日 1 剂，分 2 次服。

二陈汤加味治痰湿阻塞耳鸣耳聋

组方 制半夏 10 克 陈皮 10 克 茯苓 10 克 甘草 8 克 苍术 10 克 菖蒲 10 克

治疗 痰湿过甚，阻塞耳道，症见两耳闷胀闭塞，轰鸣作响，头昏重，舌苔白腻，脉濡等。

用法 药 6 味，以适量水煎，汤成去渣，取汁温服，日 1 剂，分 2 次服。

人参养荣汤治心营不足耳鸣耳聋

组方 党参 10 克 黄芪 10 克 白术 10 克 熟地黄 12 克 白芍 10

克　当归 10 克　茯神 10 克　肉桂 3 克　陈皮 6 克　远志 10 克　五味子 8 克　甘草 8 克

治疗　心血虚少，心气不能上达于耳，症见耳鸣，按之则减，重听，虚烦失眠，心悸健忘等。

用法　药 12 味，以适量水煎，汤成去渣，取汁温服，日 1 剂，分 2 次服。

肾气丸治肾虚耳鸣耳聋

组方　熟地黄 8 克　山萸肉 12 克　山药 12 克　茯苓 10 克　泽泻 10 克　丹皮 10 克　附片 3 克　肉桂 3 克

治疗　肾气不足，不充耳窍，症见耳鸣如蝉，按之减轻，耳聋渐重，伴头晕目眩，腰酸乏力等。

用法　药 8 味，以适量水煎，汤成去渣，取汁温服，日 2 次。

一三九、聤耳流脓用方

五味消毒饮治风热上扰耳流脓

组方　金银花 15 克　野菊花 10 克　蒲公英 15 克　紫花地丁 15 克紫背天葵 10 克

治疗　风热邪毒侵袭，传里熏蒸耳窍，腐肉化脓，症见耳内疼痛闷胀，跳痛或刺痛，痛后耳内流出脓水，脓出则痛减，伴有头痛，发热恶风，口渴，咽干，苔薄黄，脉浮数等。

用法　药 5 味，以适量水煎，汤成去渣，取汁温服，日 1 剂，分 2 次服。

龙胆泻肝汤治肝胆湿热耳流脓

组方　龙胆草 10 克　黄芩 10 克　栀子 10 克　柴胡 10 克　泽泻 10 克　木通 10 克　车前子 10 克　生地 10 克　当归 10 克　甘草 8 克

治疗　肝胆湿热蕴结，循经上扰于耳，搏结腐肉化脓，症见起病急骤，耳痛，耳流黄脓，伴有发热，口苦，咽干，头痛，便干，溲赤等。

用法　药 10 味，以适量水煎，汤成去渣，取汁温服，日 1 剂，分 2 次服。

知柏地黄汤治肾阴虚火上炎耳流脓

组方　生地黄 12 克　山萸肉 10 克　山药 10 克　茯苓 10 克　泽泻

10 克　丹皮 10 克　知母 10 克　黄柏 10 克

　　治疗　肾阴虚损，虚火上炎，熏蒸耳窍，腐肉为脓，症见耳内流脓日久，时有时无，脓色清稀，伴有头晕、耳鸣、耳聋、腰膝酸软等。

　　用法　药 8 味，以适量水煎，汤成去渣，取汁温服，日 1 剂，分 2 次服。

紫草滴乳方治热毒腐肉聤耳流脓

　　组方　紫草 3 克　煅龙骨 1 克　冰片 0.3 克　乳汁适量

　　治疗　热毒壅盛熏耳，腐肉成脓，症见耳内流脓腐臭，耳痛，发热等。

　　用法　药 4 味，放杯内，上笼蒸，后用棉签蘸乳汁滴点患处。若伴有耳痒者，可加枯矾 0.5 克。

一四〇、鼻渊用方

苍耳子散加味改汤治鼻渊早期

组方　苍耳子 10 克　辛夷 10 克　薄荷 8 克　白芷 10 克　黄芩 10 克

治疗　风热在肺，灼津为浊，症见鼻流黄色浊涕，有臭味等。

用法　药 5 味，以适量水煎，汤成去渣，取汁温服，日 1 剂，分 2 次服。

防风汤治风热伤肺鼻渊中期

组方　防风 10 克　党参 10 克　麦门冬 10 克　川芎 8 克　黄芩 10 克　炙甘草 10 克

治疗　风热伤肺，气液两虚，症见鼻流浊涕不止，色黄味臭，鼻中干燥等。

用法　药 6 味，以适量水煎，汤成去渣，取汁温服，日 1 剂，分 2 次服。

十全大补汤治邪退正虚鼻渊后期

组方　熟地黄 10 克　当归 10 克　川芎 10 克　白芍 10 克　党参 10 克　黄芪 10 克　茯苓 10 克　炒白术 10 克　肉桂 6 克　炙甘草 8 克

治疗　鼻渊日久，邪退而正虚，症见鼻渊日久不愈，时流浊涕，色黄夹红，气味腥臭，头部隐隐疼痛，目视昏眩等。

　　用法　药10味，以适量水煎，汤成去渣，取汁温服，日1剂，分2次服。

一四一、鼻窒不通用方

自拟方治风寒郁滞鼻窒不通

组方　当归10克　川芎10克　辛夷10克　白芷10克　苍耳子10克　桔梗10克　葱白10克　甘草8克

治疗　风寒郁滞，阻塞肺窍，症见鼻塞不通，时轻时重，伴有头痛，恶寒，发热等。

用法　药8味，以适量水煎，汤成去渣，取汁温服，日1剂，分2次服。

一四二、鼻痔用方

《千金要方》治齆鼻鼻中肉不得息方，用于鼻痔

组方　矾石 15 克　藜芦 15 克　瓜蒂 10 克　附子 10 克

治疗　气血周流受阻，郁结鼻窍，结息肉于鼻中，症见鼻中生有息肉，鼻孔窒塞不通，呼吸不利等。

用法　药 4 味，共研为极细末，过筛，收贮备用。每用时取 1 小竹管，撮少许药末吹入鼻中，外以脱脂药棉塞鼻，1 日 2 次，以愈为度。